# 我的24年抗癌生涯

## 我被鼓勵，我省思

蘇蔡彩秋◎著

晨星出版

羽，曾是他們最炫燿的外衣。

羽，也曾是她們飛越千山萬水求最適宜傳宗接代的雙翼。

終究牠們皆會衰褪飄落在註定的最後終點。

（羽拾取自英國牛津河畔公園）

洪長岸手繪　題

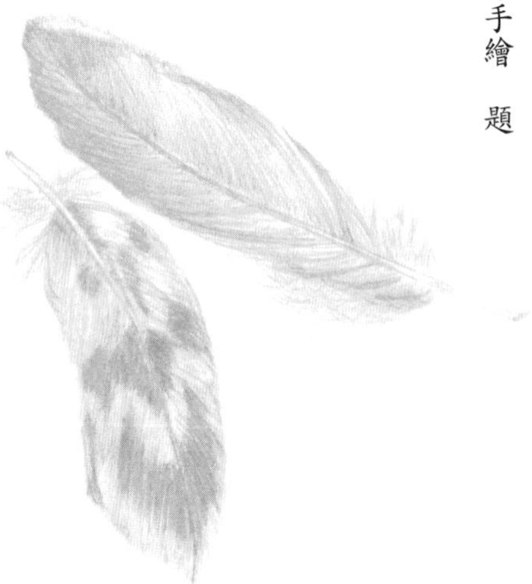

# 療癒病人的心

蘇蔡彩秋女士是臺中榮民總醫院志工隊人人都認識的「蘇媽媽」，人生歷程有著異於常人的堅韌個性，在五十九歲健康檢查發現罹患胃癌第二期，於是切除五分之四的胃，沒想到過了七年之後，又意外察覺下腹部有硬塊，檢查確認罹患卵巢癌，再度手術切除卵巢，子宮跟盲腸也一併摘除。在七年之內兩度罹癌，承受兩次大手術和化療，還曾被醫師判定剩不到半年壽命，這樣的打擊卻沒有擊敗她。

雖然得過兩次癌症，術後的化療令她食慾不振，心情也豔罩在癌病復發的擔憂，歷經了一段不為人知的低潮，但她從未因罹患癌症而失望過，因為她堅信只要還活著，希望就會在她的心裡萌芽茁壯。

蘇媽媽第一次罹癌後，心理引發強烈恐懼感，她曾到日本長住半個月，接受專業的癌症心理治療，也在日本當地穿起專業的志工白袍當見習志工，勤學的蘇媽媽又在線上學習美國癌症大學課程。當志工，她比別人專業，自此蘇媽媽的人生，一直沒停下來過。

第一次胃癌手術後，在她身體仍虛弱體力還在復原期間，想到自己罹癌過程中的起起伏伏，她就到醫院當志工，探訪癌病友，只要有機會遇到需要這方面輔導或協助的人，她就將自己親身的經歷化為鼓勵癌病人最有力的祝福，教導他們如何活在刀口下，如何與恐懼奮鬥，如何重新擁有美夢，重新設定目標往前走，至今超過二十多年仍不停息。

過去二十多年中，蘇媽媽以過來人的身分，積極推廣抗癌觀念並催生「臺中市抗癌人保健協會」及「高雄市抗癌服務協會」的成立，每週還會固定到醫院陪伴和輔導病患。

醫師的專業可以治療病人身體上的苦痛，然而蘇媽媽罹癌經驗的現身說法，正好可以醫治病人的心，沒人比她更有說服力，這些年來的歷程也都記錄在三本抗癌歷程的書：《跨越生命》、《超越心靈，超越愛》和《對話人生》，這一次再將過去九千多個日子裡，陪伴癌症病友走過人生低谷時勉勵的話，彙整成書，讓面臨癌症的病友及家屬得到最好的幫助。

康善基金會董事長
臺中市抗癌人協會理事長
臺中榮民總醫院副院長 張繼森 醫師

# 目錄 CONTENTS

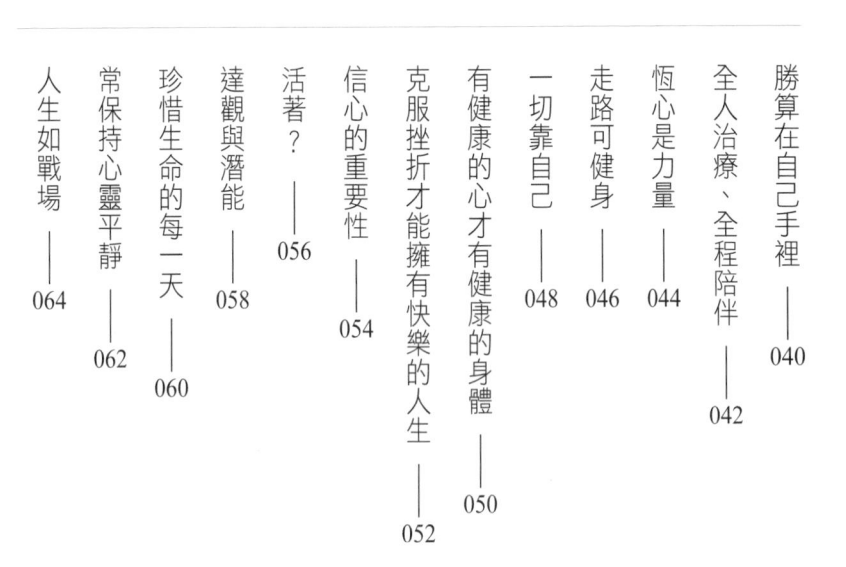

# 自序

為什麼要說「我被鼓勵，我省思」？這是因為罹癌當時，我受醫師、長輩、親友、家人的鼓勵。直到二十四年後的今天，他們還在鼓勵我、關懷我，不然我不可能這麼堅強，也不會因感恩而產生這麼多正面的思考。

兩次的開刀、化療，讓我幾次想輕生，但都被適時地救回來。第一次胃癌開刀，後遺症很多，手腳麻到沒有知覺、腸沾黏，經常在夜裡掛急診，白血球降低到只剩一千，當時還沒有白血球增生劑，在白血球升不上來的情況下放棄作化療，決定不作化療時，醫生提醒我有可能會復發或轉移，從此「癌」的陰霾時時刻刻跟著我。

有一次回診，醫生翻著厚厚的病歷表，告訴我說：「妳能活著，算是蠻奇蹟的，好好珍惜妳的生命，也好好感謝陪伴妳、照顧你的人。」

的確，我比任何人都幸運，周圍的人給了我很多的鼓勵和支持。

因心裡頭的恐懼感無法排除，我曾經到日本做過心理治療，治療期間，我發現他們的社工和志工團隊很好，值得學習。於是我告訴他們，回國後我也想到癌病房當探訪志工，希望能讓我加入他們的團隊學習，沒想到他們立刻答應了，並允許我加入諮商實務研究會。累積了這些經驗之後，我知道如何去鼓勵人的方法，也更認真地聽課，回到臺灣我就到基隆長庚醫院當志工，同時也擔任中華民國抗癌人協會的秘書長。後來臺中榮民總醫院腫瘤科詹主任來找我，於是我展開了臺北—臺中每星期一次的志工生涯，共跑了二十二年。

抗癌生涯對我來說，就像進入了人生大學一樣，從別人的眼光看來，我是處於極危險的試煉中，但是由於家人的關懷與鼓勵，就算我的生命遇到厄運，也沒危機和不幸的感覺。

鼓勵的哲學，成了我心中的依靠，由於自身的體驗，我把「鼓勵」這兩個字分為「自我鼓勵」、「鼓勵別人」、「彼此鼓勵」和「超越智慧」來自我思考，並把鼓勵定為一種價值。

其實每個人都需要展望未來而活在當下，因此我們必須要避開不幸，不要讓惡運帶來不幸，更不能讓不幸的幅度增大，因此「鼓勵」可說是應當學會的重要課題。

希望這本書能成為癌友們病中的陪伴者，盡早回歸到正常生活，回歸到社會。

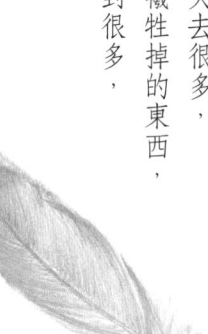

在命運中我曾失去很多，
也有過不得不犧牲掉的東西，
但相反的也撿到很多，
得到很多。

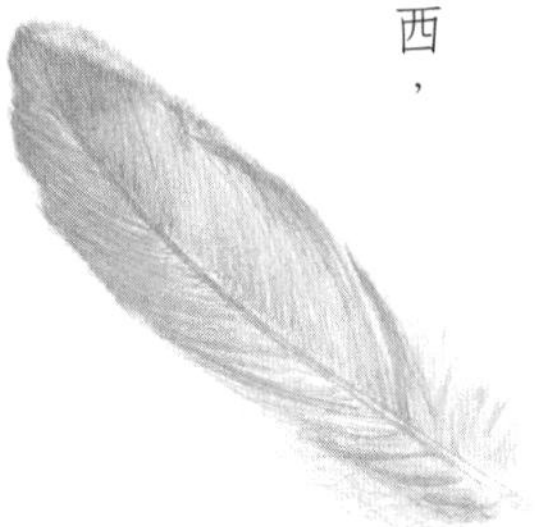

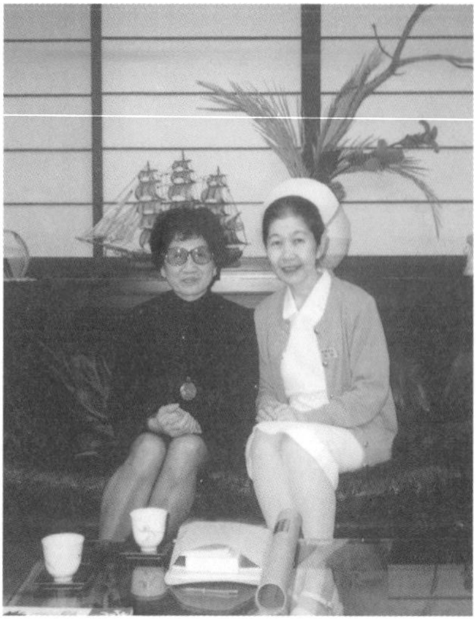

1996 年赴日本北海道東札幌病院作心理輔導時與副院長 石垣靖子合照

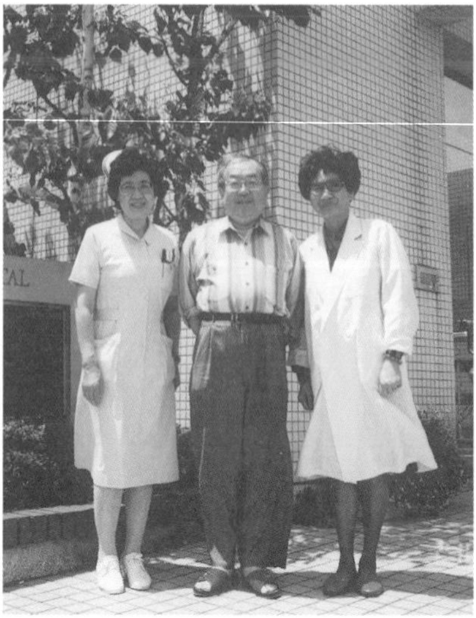


1996 年赴日三敬帶津醫院參與心理輔導與院長及護理長合照

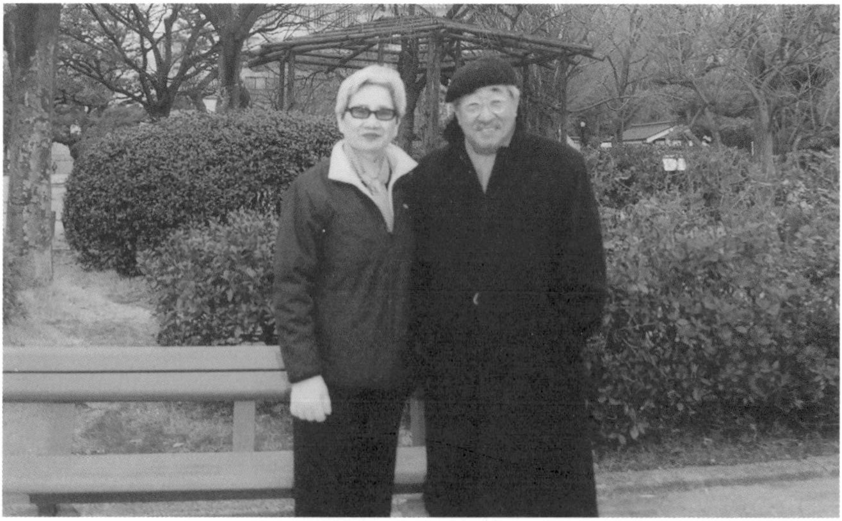

2000 年赴日上緩和照顧課程時與孫越先生合照

**新聞報導**

# 80歲蘇蔡彩秋 抗雙癌做志工

生命勇士

〔記者蘇孟娟／台中報導〕八十歲蘇蔡彩秋廿多年來陸續罹胃癌及卵巢癌，胃切除到只剩五分之一，卻選擇正向思考，不恐慌度日，反而把所有時間都拿來做志工，鼓勵同病相憐者，獲老五老金會第四屆菁耆獎優質高齡志工表揚。

蘇蔡彩秋說，廿一年前被診斷出罹胃癌，切除五分之四的胃，起初恐慌難免，但想到醫療僅能發揮三成治療功效，治病首重治心，毅然赴日接受心理治療，學習用正向觀看待，即使七年後她再發現卵巢癌，依舊沒被疾病打倒。

蘇蔡彩秋說，診斷罹癌後，她按時接受治療、飲食均衡、運動、保持心情愉快，沒理由被疾病牽著走，相信自己辦得到。

蘇蔡彩秋說，在日本治療時常有志工團體到醫院陪伴訪視，當年國內病友團體還未發展，她深感生病的人正是最需要支持，回國後引進類似服務，她從北部的醫院開始從事病房訪視的服務，跟同病相憐者分享心路歷程或是加油打氣。

家住台北的她，因緣際會被邀請到台中榮總分享經驗，想到自己可以做得更多，即使要台北、台中兩頭跑，十九年來如一日，維持每週一次到台中服務。

蘇蔡彩秋的熱心公益獲老五老基金會全國優質高齡志工表揚，是「耆英獎」得主；基金會昨日另表揚包括服務時數高達二萬小時的吳愛弟、高齡九十歲的資深志工林立崇及八十歲王覺生、王曹治志工伉儷等人，肯定他們活到老、服務到老的用心。

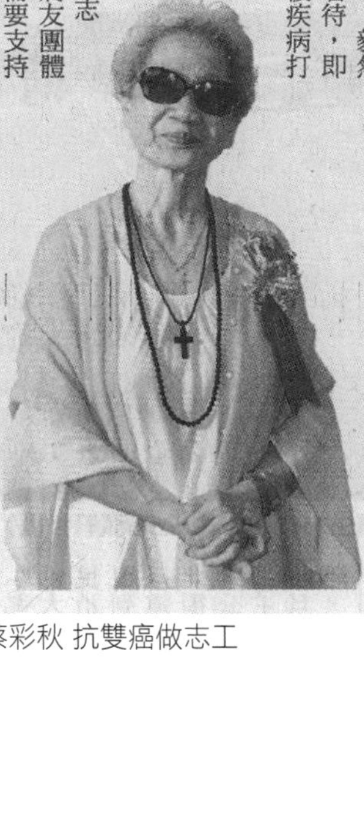

八十歲的蘇蔡彩秋罹兩個癌症，胃更切除剩五分之一，仍熱中公益。（記者蘇孟娟攝）

80 歲蘇蔡彩秋 抗雙癌做志工

# 初識癌症

就算你非常悲傷，又痛苦，
已到無可忍耐的程度，
但是並沒有治療不幸的特效藥，
只有認命去接受煎熬和忍耐，
但請別失去勇氣。

我是念服裝設計的，三十年前因百貨公司很少，因此設計服裝的營利是很好的，我大部分的客戶是有錢人家還有官太太們，民國七十九年因胃不舒服，趁著過年休假去做健康檢查，報告書上竟然有「胃腺癌」一三個字。多刺眼呀！一瞬間，好像天在旋轉，地在震動，我想難道我的世界末日已來臨？

大哭一場之後，我告訴自己：「不！我還能呼吸，我的手還能動，我還有明天，後天，大後天……。」

但是這種自我安慰的話，一會兒就消失了，「癌」這個字又占據了我整個心思，「癌」將我的視野遮住了，前面是白茫茫的一片，我不知該怎麼向前走？時光也好像突然間停止，雖然時鐘還是按著分秒在前進，但我卻靜靜地坐在那裡，好像被關在永無天日的地獄一樣，我忘記了過去，也沒有未來，有的只是一個孤獨的我，更糟的是一直在擔心治療是否能痊癒的問題。

每一件事情的發生，必定有它好的開始，
心態積極的人會做這樣的思考。

# 我要活下去

不要老是活在焦慮中，
而快樂不起來，
對過去悔恨，
或對未來感到茫然也沒用，
認真地活在現在就好了。

我拿著報告書去請教醫師，又去找尋第二個建議，我現在有第一個發現癌的情報，又有第二個建議的情報，剩下的是自己要如何去面對。想了一整天腦筋還是一片空白，好像一個瞎了眼的盲人，在黑暗中四處尋找失落的東西，既著急又無奈，我一直在摸索，經過一段漫長的時間，我選擇做正統的治療，治療告一段落後我決定到日本做心理治療。

我去過日本的柴田醫院、帶津三敬醫院、東札幌病院。

他們除了上課，心理輔導，大部分都是以偉人成功的故事來做激勵，有一個我最印象深刻的故事。

這個故事是——「拿破崙」，我們都聽說過吧！他最後的失敗是什麼呢？拿破崙一生善戰，他的心機很重，總能用別人想不到的方法，南北轉戰征服別人的國家、豐富自己的領土，但是他竟然沒想到，最後會死在最簡單的思維上。

拿破崙最後的失敗是滑鐵盧戰爭嗎？不是，拿破崙的最後失敗是敗在一副棋子上。

滑鐵盧失敗後，拿破崙被流放到聖哈勒拿島，島上的生活是艱苦又無聊的，他的好友就想盡辦法幫他送了一件珍貴的禮物，一副棋子。

這是一副用象牙和軟玉製成的高級產品，拿破崙非常喜歡，寂寞時就拿出來一個人下棋，以打發時間，直到他死去。

拿破崙死去後這副棋子好多次被高價轉手拍賣。

這副棋子的新主人有一次在整理寶物時，發現棋子的底下可以打開，當打開時才發現有一個驚人的秘密，棋子裡有一張手繪的地圖，上面很仔細地畫著如何從小島逃出去的途徑。

問題就在於拿破崙始終沒有逃跑的意念，所以他不會去想朋友為什麼送兩人才能玩的棋子給他。

這大概是因為他沒有想活的意念吧！不然他是一個心機算盡，可用常人意想不到的方法到處向他國挑戰，很多國家都被征服，但最後卻失敗在一副棋子，難道這不是求生意念不足的下場？

所有的賜與，都是為了你，
運氣好的人，就會為這小小的事感謝。

# 我選擇以堅強的心面對癌

實在沒力氣了，
但我已出了海，
在大風浪中，
我只有用盡力氣去划，
因為我是獨自一人在汪洋中。

科學已進步到可以將人類送上月球，不孕的人可以藉人工受孕而生育，甚至可以藉器官移植而延續生命。只是癌症到現在還沒有根治的特效藥，但是我不能氣餒，我會繼續堅持下去，我要堅強，我有信心！

天天告訴自己，我是一個積極又有進取心的人，有一個絢麗而熱烈的內心世界，這世界每個時刻都會產生巨大無比的勇氣和力量。

現在我的生命和生活看起來很沈重又複雜，但我會將它轉化為好的選擇，這樣心一下子就會變輕鬆了。

課程中提到一個故事：傑克是一個隨時充滿快樂的人，他不只生性樂觀，也善於鼓勵別人，他有他獨特的人生哲學，他堅信人在任何情況下都有自我選擇的權利，但應該是要做積極的選擇。

傑克有一次被搶劫，身上還被三顆子彈擊中，在急診室，親朋好友都為他擔心，可是他比預期痊癒得快，同事們關心的問他：「中彈的時候你想些什麼？」傑克哈哈一笑：「在那一瞬間我在想，我該選擇死？還是生？當然我選擇要活，所以當我被送進醫院，我就認定那家醫院是全國最好的，那家醫院的醫術更是一流的。」傑克繼續說：「可是他們在手術時，好像是把我當成一個垂死的人，我向醫生做了一個鬼臉，使勁地喊了起來：『啊，我過敏呀！』當他們問我對什麼過敏時，我說：『我對子彈過敏！還對冷漠過敏！』醫生都大笑了，我的手術順利地做完。」

有一天，朋友問傑克：「我不明白你怎麼能一直都保持積極樂觀呢？你是怎麼做到的？」傑克笑著回答說：「每早醒來，我會對自己說，今天你有兩個選擇，一是你可以選擇好心情，另一個是壞心情。而每當有壞事發生的時候，我可選擇受害者的角色，也可以選擇主宰者的角色，當然我會選擇後者。每當有人向我抱怨時，我可以不當一回事的聽取他的抱怨，也可以教他們解除煩惱的方法，我一向選擇幫助別人，因此我會給他們好的建議，生活本來就是由好與壞的選擇構成的，記著選擇好的那一個就是了。」

本來我的個性是樂觀的，在強烈的煎熬中，我決定要堅強的面對。

下雨了，我不急，我很感謝，
因為我的大雨傘可以派上用場了。

# 不要放棄

我遇到很大的挫折，癌為什麼找上我，
但是要勇敢地面對才是人生，
失敗不是成功的死對頭。
在任何環境下，都不能放棄希望，
哪怕只剩下一口氣，
任何時間都不能放棄夢想、勇敢的去面對。

被宣佈罹患癌，那種心情是很難過的，不知用什麼語言來形容，就像被掛在天空中的鋼索一樣，不知什麼時候會掉下去。有幾次想要放棄治療，其實想放棄並不是為了怕開刀，化療的痛苦，而是因為絕望，在二十四年前癌是被稱為絕症的，因為絕望，我已失去心理的支撐和希望。當我先生知道我正處在絕望中的時候，他告訴我：「千萬不要放棄，人只要有一口氣在，仍然是有希望的。」還說了一段話鼓勵我：「妳一向很努力，敬業精神是連我都趕不上的！對這個家、對孩子的教育、對社會的奉獻、對朋友的熱情，妳很認真的過妳的人生，但有時候只是努力，不一定會成功；但放棄，就一定會失敗，因為機會不會永遠待在你身邊。所有的結果都需要妳自己不放棄地去試煉，才能揭開謎底，在謎底未揭開之前，都是不確定的未知數，沒有人可準確的知道它的結果。因此，只有不懈怠的堅持，只有那些不輕易放棄的人，才能更有把握抓住那些轉瞬即逝去的機會，才會比別人更堅強，才能勇敢地面對手術、化療的挑戰，才敢去搏鬥，這樣才能在短暫的生命里程中，打下一塊輝煌的人生里程碑。」

千萬要記住，柏拉圖講過的一句話：「人生有無窮的希望，不要輕言放棄。」

# 人有自癒本能

如果你老是悲傷，
絕對找不到自己的出口；
如果你老是低著頭，
抱著膝蓋你就看不見世界。
擦乾眼淚走出去，
走出去了那條路是你的，
上帝既然賜給我們生命，
同時也會賜給我們自然治癒力。

衣服破了，要找針線來修補，屋頂漏了，要找工人來修理；人倒是蠻幸運的，不用樣樣都要修補，只要能遠離消極的念頭，人體的自癒力就能幫你解決所有毛病，可惜我們都忽略了，老祖先的一句經驗談，「病，會因不在乎它、忘記它而自癒。」

二十四年前，我罹患了胃癌，當時的醫術和科學沒有現在進步，開刀切除五分之四的胃，醫生告訴我要兩天作一次化療，要作二十一次。化療的副作用讓我有三次的自殺念頭，做了十四次因白血球降到一千，實在是沒辦法作下去，醫生自動喊停，並提醒我癌可能會再來，這的確是個可怕的訊息；後來我到日本做心理治療，其中有一個療法是「忘記它」（這個方法我會在第二本書記述）。

大概是我真的忘記了醫生說的會復發的事，我還能快快樂樂的過了七年三個月才又轉移到卵巢，這一次醫生告訴我只剩三個月的生命，我不相信，還自費請和信醫院的黃達夫院長，血液科的譚傳德醫師一起研討病情，黃院長還開了一張診斷書，明確的告訴我只有三個月到六個月的生命，這個宣告只有我、我先生和三兒子知道，我們三個人都沒對任何人講，就這樣我又活了十七年。

所謂的自癒力，我認為就是主給的奇蹟和恩典，因為我的卵巢癌有十五公分大，又是轉移的，也許是做過心理治療的關係，我真的不太在乎它，我自己到醫院做檢查（從臺北到臺中榮總）住院也一個人提著行李去報到，保證人和開刀同意書都是醫院的主任（我的姪子）幫我簽的，因為當時孩子們都還在國外念書，臨時趕不回來，先生是三百位員工的公司董事長走不開，我只好自己打理，還好我的姪子有空就跑來看我，並告訴我：「阿姨妳第一次癌沒經驗都能活七年多，現在有經驗了，可以加倍活上十五年。」；「那我就讓它再來一次，這樣我又可以多活三十年」，可能我們的對話主都聽進去了，我真的多活了十七年，現在還在當志工。

奉勸大家，生命本該經歷許多無法控制的風雨，但不要抱怨，開朗一點，上帝創造人類的同時也給與我們自然自癒力。

## 妳是我們全家人的希望和支柱

從恢復室出來，先生一路陪在身邊，
告訴我：「不管妳是不是從此躺在病榻上，
只要妳活著，妳就是我們全家人的希望，
也是我們全家人的支柱，妳一定要活著。」
這句話的確給我很大的鼓勵，我一定要活下去。

罹患癌二十四年，當家庭主婦三十六年，工作二十三年，這是我的人生略歷。

但不管是罹癌，還是當家庭主婦，進入社會工作，一切都很順利，這也許跟我所相處的人和人生觀念有關係，我總不忘提醒自己，人生本來就是自己在跟未知的未來挑戰，所以不要在意有多少的利益，或是別人會怎麼想，因此我沒有對敵，朋友之間都很誠實的相處，家族之間的相處更不用談，我先生有七兄弟，八姊妹，幾十年下來我們之間從沒有爭執，我們幾乎每禮拜會一起聚餐，現在老的老了，走的走了，在一起的機會少了，但是我們一家有十一個人，我、兩個兒子（本來有三個，老大已不在了）三個媳婦、五個孫子，我們每星期都會見一次面。三個孩子從小到大，我們夫妻倆從來沒打過他們、罵過他們，但是他們都很上進，一個在臺灣大學，另一個在臺北大學當教授。可能是因為有這麼一點成就，我先生才說我活著就是全家人的希望、支柱。

運氣好的人，都是因為他很努力；
努力的人，神一定會幫助他。

# 老伴的深情

相信愛，相信親情，
我們不是因憎恨人而活在這世界，
是為了要互相相愛才來到人世間的。

我和先生都是受日本教育的，只要他在家我是隨時都要聽他使喚的，早上上班一定送到電梯口幫他按電梯，但生病後經常夜裡睡不著早上起不來。

有一天醒來時先生已去上班，一陣寂寞與孤獨感湧上心頭，不知漫長的一天要怎麼過？寒流會讓人覺得冷，但是寂寞的冷會令人更難受。

這時在枕頭旁邊發現一張字條，寫著「我去上班了，不要恐懼、擔憂，妳不會孤孤單單地一個人在家，我會把心和愛留在家裡陪妳。」

有一次我問他，「你會不會因為我生病變醜而嫌棄我？因為年輕時的恩恩愛愛已隨歲月而淡泊，其實我只是一個會掃地、做飯、洗衣服的黃臉婆，現在又罹患癌，我很怕有一天連這個角色都扮不成時，我變成了你的包袱。」他忙搖手說：「絕對不會，妳曾看過有人因鑽石有瑕疵而將它丟掉的嗎？絕對不會，他會找人設計出更美的款式把瑕疵的那一點鑲起來，一樣會珍惜的帶著。」聽完這句話我心裡很難過，為什麼我要用這樣醜陋的心態去看待自己的枕邊人？真慚愧！

生這場病後，感受最深的是老伴的每一句話，他經常會放紙條在我桌上，鼓勵我能平安愉快的度過每一天！

- 讓我陪著妳一起向病魔挑戰，我的幸福就在這裡。
- 不管發生什麼事，只要有一顆堅定的心。
- 不要怕，我會陪妳慢慢的一步一步地走過去。
- 恢復健康不全是靠藥物，是意志，以及我對你的關懷。

- 不要太在乎周圍的一切，這樣會失去妳自己，其實妳需要的是勇氣與信心。
- 昨夜，妳在睡夢中流淚，妳的眼淚給了我很大的安慰，因為我知道妳不會棄我而去。
- 在病痛中求生，是一件痛苦的事，但相信妳會平安無事的。
- 與妳在一起我很開心、幸福，為什麼有這種感覺，因為妳總讓我覺得妳很溫柔。
- 雖然妳不再送我上班，但是我會帶著妳的心一起去上班，因為我知道妳雖躺在病床上，但最在意的還是我。
- 不要把自己當病人，打開心靈之窗，想想看今天來關心妳的人不是比昨天更多嗎？
- 當妳度過這段苦難日子，妳可以看到另外一個世界，那時妳一定會這麼說：「好在我活著，我拚過」。
- 當我想到妳的病痛時，心中感到非常不忍，但願我能替妳分擔一些痛苦。

家屬們、朋友們，我由衷的期待你們能用真誠的愛，去陪伴每一位癌患者，你們的鼓勵將成為他們的力量、希望和信心。

夫妻是由靈魂與靈魂結伴的，這種結合不管遇到颱風或是大災難，都不會動搖，也不管它是在試煉的高峯上或是苦難的處境中，他們都能堅強的擁抱在一起。

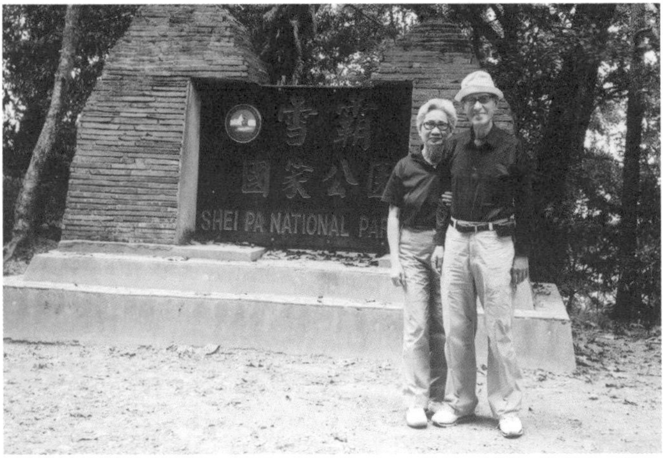


2003 年與先生攝於雪霸國家公園

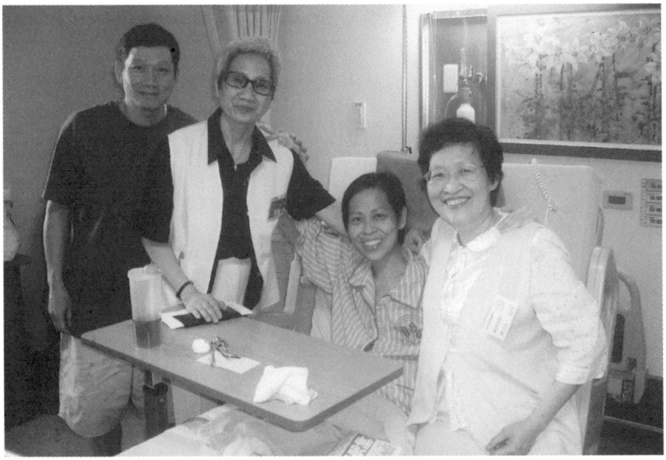

2001 年於臺中榮總醫院緩和病房與病患、家屬、謝文玲護理長合照

# 抗癌也是一種事業

如果把與癌搏鬥，
當作是自己的另一種事業，
認真去策劃經營的話，
說不定能像面壁九年才悟道的達摩大師一樣，
把成果帶到最高峰，
讓後人可以去學習。

首先我想到的是我能不能繼續保持這種達觀的心態，想抓住集中力不是一件容易的事，而更難的是永久的持續。如果沒有這種氣魄，集中力很快就會消失，為什麼會失敗？為什麼得不到成果？就是沒有一心一意的努力到最後。

人的肉體要經常鍛鍊才會越壯、越美，繼續就是力量，能持續的抓住集中力的人，必定有他自己的鼓勵哲學。

一個成功的人，始終不會忘記自己該有的精神，他的魅力就是至死都會保持成長的努力與方向。

曾經有位長輩講過：「成長是一種美，跟一個不懂得成長的人講五分鐘都覺得很累。」

不分職業、性別、年齡，只要有向上的意志，直到臨死他還是可以成長。

如果你自認為夠了，那就不會再進步了，如何去達成自己的目標，持續去完成終生成長，那也是鼓勵自己的一個重要關鍵。

# 做個被尊敬的父母

對一個抱著負面想法的人，
貧窮是他最大的恐懼，
但對一個能克服重重困難的人，
那是最好的家庭教師。

一個不負責任的父母，一個沒有勇氣向逆境挑戰的父母，一個沒有毅力與癌症搏鬥的父母，可能導致孩子對家庭的不信任，甚至對社會也不信任，這樣的孩子不會尊敬父母，而一個不被孩子尊敬的父母，是很不幸的。

再大的痛苦都要忍下去，因為我要給孩子留下一個好典範，有一天當他們在社會上遇到挫折時，才能以我的奮鬥精神做榜樣，毫不畏懼地走下去。

因為你一直膽怯，才會被困難壓倒，如果能正面的去面對，就可以克服。

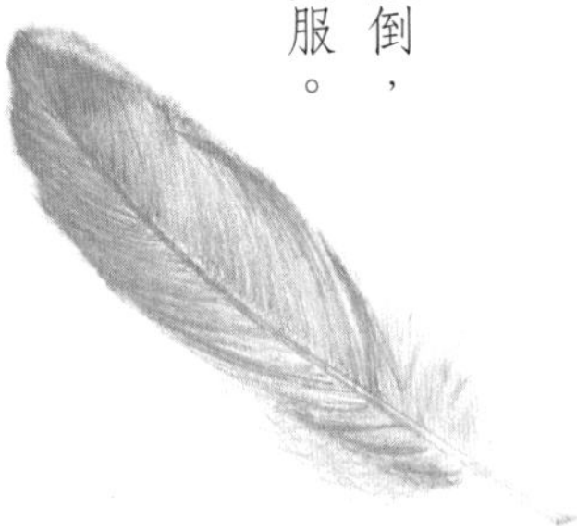

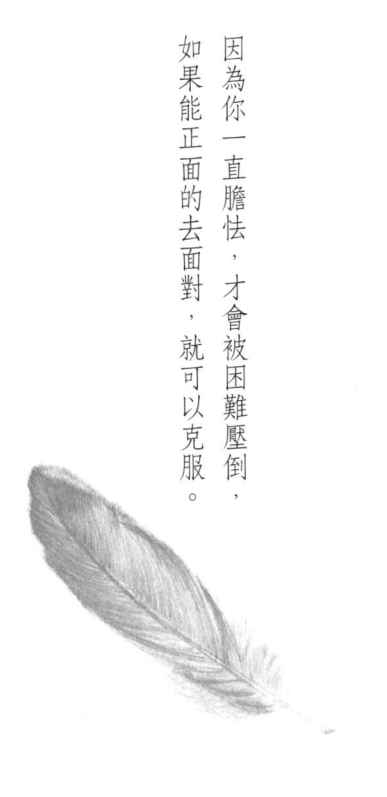

# 勝算在自己手裡

希望就像日光，
它所到的地方都是光明的，
一個是能讓你擁有聖潔的美夢，
一個是讓你看到浮在水面的金色光芒。

耶穌和佛陀救過無數病人，那時候沒有科學，沒有醫學，也沒有藥材，用的是心靈療法，現在有進步的科學和醫學，也有日新月異的藥材，再加上心理的治療和輔導，相信最後的勝算會在你手裡。

或許癌症，是現代人不可抗拒的死亡之路，但是以我在臺中榮總醫院當了二十一年的癌症病患探訪志工過程中，我看到的是「癌並不可怕，可怕的是心態」。

心態，是每個人都擁有的一個隱形護身符。生活中，你或許被積極心態所包圍，或許被消極的心態所糾纏。但是兩者的結果卻截然相反，積極的心態自然會吸引好運和美好的勝利成果，消極的心態則將竊取你生命中所有有價值的東西，甚至是生命力。

「境由心造」如果你想要戰勝癌，還想過幸福人生，首先要讓自己有一顆積極的心，樂觀的心態。

如果你握有三支箭，你會比只有一支箭的人強，有伴的人，一定比只有自己一個人來的好。

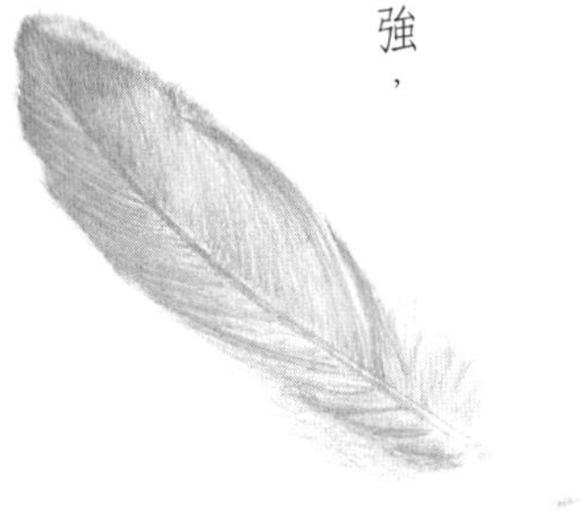

# 全人治療、全程陪伴

如果你今天過得很無聊，
好像世界靜止了，
那是因為你不想伸援手，
也忘記用笑容去看人。

八十七年六月，再次罹患卵巢癌，開刀一星期後拆線，拆完線緊接著做化療，三小時後我全身無力，好像天花板在旋轉，手腳麻到沒有知覺、沒力氣，那種難受和煎熬讓人難過到想從醫院的十樓跳下去。

第二天黃曉峰醫師來看我，他說：「蘇媽媽，我知道妳很難過，我會全人、全程陪伴妳，放輕鬆點，妳所受的痛苦會有代價的。」

過了一會兒張繼森醫師也來了，我知道他很忙，看他一有空就跑來看我，我有點心疼地說：「你不用常常跑來看我，你已經夠忙了。」，「我不是跑來的，是走過來的。」他的幽默讓我舒暢了很多。但瞬間昨晚化療的痛苦又浮上心頭。

我跟醫師說：「我不要做化療了，如果一定要做，不如死掉算了。」，但醫生卻告訴我：「不要輕易放棄，要勇敢去面對，要堅持下去，當有一天你站在窗口眺望時，妳會很欣慰地想，好在當時堅持下來，原來世界是這麼美好。」

為我動手術的是何師竹主任，她很忙，都是晚上十點多下班時才能過來，她總是笑著跟我說：「妳很好！主會保佑妳！」也因為她，我決志信靠了主。

# 恆心是力量

先決定你要的是什麼，
那是人生的第一步，
強烈的願望一定能實現，
只要每天都把想要的事記在心理，
恆心會成為力量。

每個人都在追求健康、榮耀、幸福，其實這些都屬於結果。要緊的是要了解健康從那裡來？應該是從充沛的生命力來的。榮耀從哪裡來？應該是從堅強的創造力來的。幸福從哪裡來？應該是從悲憫的意志力來的。

想得到這個好結果，恆心絕對是它的原動力，「恆心是力量」這個道理大家都知道，只是很難做到，因為缺少毅力，但是我敢肯定的說，如果你能做到，它將是你最大的力量。

民國八十年罹患胃癌，痊癒後在董大成博士創辦的中華民國抗癌人協會當秘書長，我組成一團登山隊，每天早上六點在天母古道的入口集合，八點走完行程後再下山，到咖啡廳用早餐，喝咖啡聊是非，後來我又加入溪頭的登山隊，二十多年下來我們都活得快樂又健康，這是恆心和毅力的力量。

一個人做好一天的事很容易，但要用一輩子去作好一件事卻很難，但是我做到了（最近我因腳骨折暫時休息，等腳好了，我還是會去爬山），是因為我在找到同伴的同時，也堅持就算最後只剩我一個人我也要爬山，人生何嘗不是這樣？

人生中的種種挫折，尤其是使人惶恐的疾病，當你選好了醫生，你就要堅忍、要相信、要有恆心的和醫生配合，最後的捷報一定屬於你。

# 走路可健身

走路不但可以健身，
還可以在走路時，
或坐下來休息時好好計畫一下，
治癒後要做什麼？

早期的臺北公車班次很少，因此常常有好多人在排隊等車，有人上車後只坐了短短兩站就下車，那為何不乾脆走一走呢？也許當你走到目的地時車子都還沒到呢！更何況人本來活著就要動，走路既可節約能源，更可鍛鍊身體。

民國八十年第一次罹患胃癌時，因白血球降到一千，一直升不上來，當時也沒有白血球增生劑，只好放棄做化療，出院時醫師告訴我治療癌有四個步驟要做，第一找正統治療，第二要運動，第三吃東西要均衡，第四心情放開朗。

因此我經常提醒自己不要懶惰，要多做些戶外運動，或到山上走走，讓身體出汗，讓筋骨躍動，因為我們的生命是寄存在活動中。

事實上，苦難和挫折，是人生中必須經歷的過程，面對突如其來的癌症宣告，千萬不要把自己禁錮在眼前的恐慌中，首先要勇敢地客觀的去了解一下什麼叫癌，自己的病情如何？同時要有信心和希望，放遠眼光，留住心中的希望種子，可以利用走路時設定你的未來計畫，這樣，任何困難、恐懼都不會成為阻礙，因為你看得見未來，你就能掌握好一切事物。

# 一切靠自己

人生，
就是要在不可能中，
找出可能的技術及智慧，
不要站在人生的歧途上煩惱。

我是八十三歲的獨居老人，不是孩子們不歡迎我，是我自己有潔癖症，不過矛盾的是我也很積極地想和年輕人談談，了解一下科技時代的進步，希望藉由良好的溝通來刺激一下腦袋，以保持年輕的精神，畢竟我是出生在農業社會的人，也經歷過工商社會到現在的高科技時代。但是時代的潮流，年輕人只喜歡與自己同世代的人來往，這可能就是為何我要自己住的原因，應該不完全是因為潔癖。

去年三月我在高雄朋友家的樓梯摔下來，骨折開刀，我只請了十一天看護，第二次回診（開刀後四十二天）我就自己搭高鐵到臺中，因為沒佣人我得自己準備三餐，孩子們都有課要教，我什麼事都自己來，這樣反而好得快，醫生說以我的年齡要一年才會完全癒合，但是我不到九個月就癒合，開刀三個多月後我就回醫院當志工了。

不要把自己當病人，不要依賴旁人，病魔會因你的強勢而消失。

把悲傷當糧食，靠它讓自己成長，
再成長，把自己鍛鍊得更好。

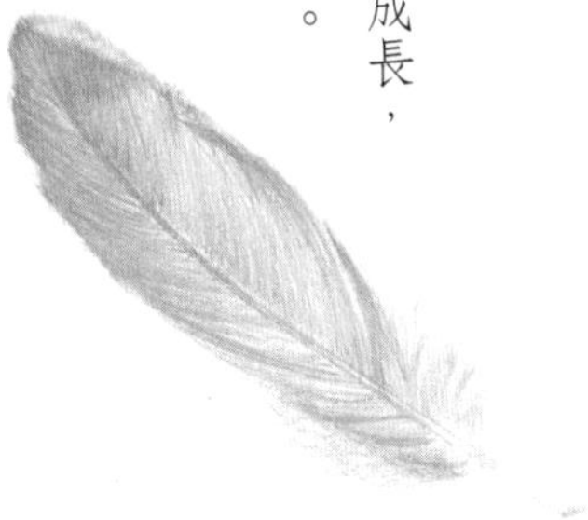

# 有健康的心才有健康的身體

我們要珍惜每一天，
要活得有目標，
心健康，
身體自然會跟著健康，
才能好好經營你的事業。

第一次罹患胃癌時，心裡的不安和恐懼感非常大，後來到日本作心理治療才慢慢地回復之前的開朗個性，也發現一個錯誤的觀念。因為我們看不見心，所以就隨它去苦惱、去悲傷，現在我知道那是錯誤的，也是不公平的。因為心在你的生命中是很重要的一部分，它能使你辨別是非，喜怒哀樂，沒有它你就活不成。因此，若想有個健康的身體，就先需要有個健康的心。

「心」固然可以讓我們擁有健康的身體，如果你也能真正用心去做一件事，也會有意想不到的事發生。

如果大家肯勇敢、用心地堅守正確的原則去做事，我們的社會就不會紛紛擾擾，國泰民安，大家堅守本分愛護臺灣這塊土地，我相信臺灣兩千三百萬人民都會活得健康和快樂。

讓我們的心跟著太陽移動吧！遇到困難時甩掉它，儘管跟著太陽走，這個開朗的念頭，能改變人生，它是生命與勝利的原動力。

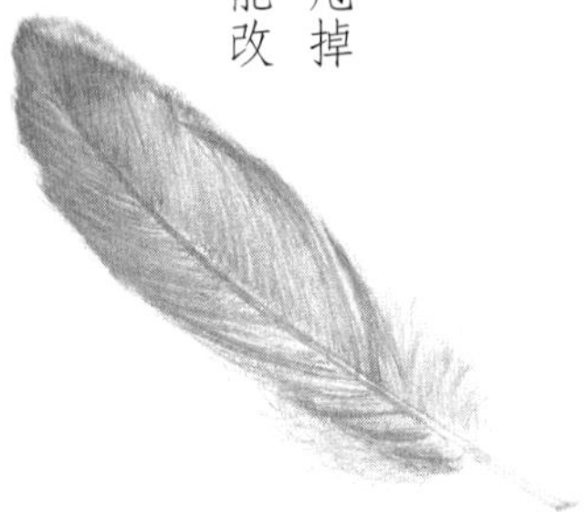

# 克服挫折才能擁有快樂的人生

人生活在人世間，
難免會遇到各種不同的打擊或不如意的事，
這時候，
你可以傷心，
也可以流淚，
但是最重要的是，
你不能失去勇氣，
唯有能克服挫折，
才能算是上帝給的禮物，
面對挫折如果你的靈魂是微笑的，
那就能擁有快樂人生。

一生當中，每個人都會遭遇不可預知的突發狀況，這時候如果你大發脾氣罵人或與他人打架，只會帶來更大的麻煩而演變成一種無法解決的挫折。

我曾見過一個病人，當醫生告訴他是癌的時候，當場就破口大罵，醫生還一直勸他說：「不要罵人，罵人也沒辦法解決。」但是病人聽不進去，醫生只好離開了，聽說後來醫生都不敢去看他，結果那位病人是身體的病再加上心不安的病。

其實人一早起來，不管是大風大雨，還是颱風，先看看東方，它會告訴你這是新的一天的開始。

如果有人說他的人生一帆風順，沒有任何驚險，我想那是特例，不是真正的人生，有痛苦、有煩惱、有驚險、有挫折，才是真正的人生。因為在諸多的痛苦和煩惱中，能夠無畏無懼地活下去，才能締造出一個光明燦爛的人生。

# 信心的重要性

不要怕死，
先檢討一下，
自己有沒有懼死症？
如果有人說你的壽命已不多時，
你會害怕嗎？
告訴你不要怕，
勇敢的去面對，
因為當別人看到你那害怕的表情時，
心中對你的評價會大打折扣哦！

生病期間很多前輩、朋友、親戚，更有好多年沒消息的同學也來看我，在交談中我感受最大的就是生命是什麼？活著的尊嚴是什麼？這些對一個面對絕症的病人有很大的鼓勵作用，雖說因經濟繁榮，人情變淡薄了，但是這些來訪者留給我的是勇氣、智慧，因此我現在確信人間的信賴是存在的。

信心是重要的，就像魚和水的關係一樣，魚沒有水就不能活，人一旦沒有信心也會活得很辛苦。

我住在病房裡，罹患了不治之症，但當我想起那些鼓勵的話時，我告訴自己，犯不著連心也病了，這條與癌搏鬥的路的確很坎坷，但是用不著連心也消沉了，因為這不是世界末日。

當不幸來時，你要放下心，
因為不幸的後面有個幸福會進來。

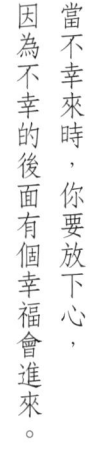

# 活著？

活著，表示生命的存在，生命就是生活，
擁有和失去都是常態，其實你可以看看四方，
你就會知道，很多時候，
決定未來的並不是你擁有多少，或失去多少。
路在你的腳下，更在你的心中，
要怎麼活，你自己最清楚。

活著，就是可以自己吃飯、穿衣服、洗澡，可以站、可以坐、可以走路，但當我躺在病床上，什麼事都得靠別人幫忙，我有過自殺的念頭。正當我在胡思亂想的時候，張繼森醫師來看我，我把滿腹的苦楚倒

給他，他說：「好死不如歹活，螞蟻尚且貪生，何況是人，因此對生命應該多加重視。」又說：「活著的小卒，比死去的將軍更有價值。」

大概是「想死」這句話嚇到他了，他那天沒有像往常一樣，來一下就走，繼續跟我聊，他說：「所謂的理想人生是要，『活得長、活得廣、活得深、活得強，而不是只要長命百歲』。因為理想的意義很廣，人生的意義也很深，這些都需要強壯的身體來維護。妳活著用心去建立妳的人生，不久便影響到妳身邊的一些人，妳不必為他們做什麼，但是妳認真活著，積極的生活態度，將會為他們樹立良好的典範。」

去體會一下艱苦時所留下來的滋味，
你才會明白苦難過後的甜美。

# 達觀與潛能

生病會覺得很沮喪，因此凡事不會抱著希望，但是治癒之後，他的希望跟夢想又回來了，有希望就能擁有一切，這個「一切」裡面，應該還包含了上帝的「真、善、美」和信心。

社會就像一張網，錯綜複雜，我們難免會與別人有誤會或磨擦，但是我們要學會善待恩怨，不喜歡的人也要尊重他，把自己原本裝滿仇恨的袋子改裝為滿袋的寬容。不要執著，必要時也學學換個心情看事情，不要放任怒氣包圍著自己，那樣才會少一份怨恨，多一份快樂，才會得到更多人的尊重，記著用「達觀」的態度去對待你身邊的人。

至於對自己呢？不管發生任何事，你的心不能先崩潰，那怕是天崩地裂，罹患絕症的人生本來就無常，不知道會發生什麼災難，生命是有期限的，時間一到，該走時就得走，人有死才有生，與其怕生病，怕死去，不如有個不怕生病，不怕死的勇氣。人生說長不長，說短不短，活得達觀一點會更快樂。

再說人的潛能，生命就是一種潛能，只有讓它盡情地燃燒，才能看到它的光芒，只有讓它不斷的往上衝，才能看到它的最高峰，如果你不知道這個道理，那麼你的一生將是平凡而又平淡的。

喜悅會躲在我們身邊，
在小小的平凡之中，就有喜事。

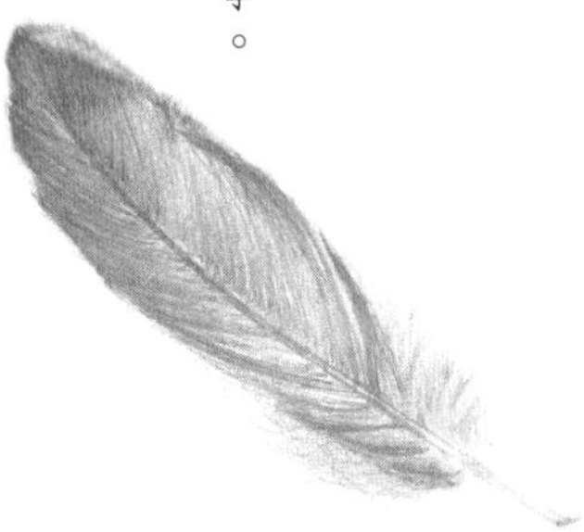

# 珍惜生命的每一天

不要只看到前面的好處，
不要羨慕別人，
不如考慮把自己的生命顧好，
追過他們，
將他們甩在後面。

幾乎癌症患者都有兩個共同的想法，就算治癒希望只剩1%，但是他心理卻還是會懷疑自己真的得了癌症嗎？不！我跟它拚了，看到這樣勇於與癌搏鬥的病人，我真的由衷的感動、佩服。

另外一個共同點，是他們的情緒狀態，那就是怕自己將離世的絕望感，自殺的人並不是因為痛苦，是因為失去支撐心中的希望和信心。人要有展望和期待，才能活下去。

人生二十也好，一百也罷，幸運也好，不幸也罷，每一件事，每一瞬間都是生命的累積，因此不管在怎麼樣的情況下都要珍惜，不能輕言放棄。

有智慧、有勇氣的人，對待事物，他們不會只看負面，他們會取積極的那一面，如果摔跤流血了，他會說：「還好沒摔成骨折，如果出了車禍、車毀、人受重傷，他會想大難不死必有後福。」

有智慧、有勇氣的人，把每一天都看成是新希望，美好的開始，即便今天有很麻煩的事等著他去解決，這種人也會把每一天都當作是生命的最後一天，加倍珍惜。

# 常保持心靈平靜

讓我們跟太陽一起起床吧！
然後靜下來想想，
告訴太陽今天的計畫，
平靜的心靈能給你喜悅的一天。

當你將一塊石頭丟向水面時，立刻便會激起陣陣漣漪，它不斷地向四周擴散、擴散……終於水面又恢復了平靜，但是你我都知道，不久之後，漣漪還會再有，因為生命的海洋又豈能永遠是平靜無波的？

如果說世上有完美這件事的存在，那是稀奇的；失敗了、迷失了，你要想辦法改善，那才叫做人生。

生病後我發覺與其跟人競爭，還不如重視如何堅強地活下去。堅強的要點有：

1. 不要放棄自己的使命、目標，常保持心情的平靜，將你認為可行的要緊事物把握住，但生活上要注重平常心，放輕鬆地過平靜的日子。

2. 也許有一時的失望，但絕對不自暴自棄，不絕望，等到真的沒辦法時，如果能平靜下來面對夜晚，時間到了，自然就天亮了。

生活中，每個人都會遭遇到意想不到的挫折和低潮期，有的人雖然處在困境中，但依然能保持平靜而堅強的心，有自信又樂觀，但悲觀的人卻從此消沉，並一蹶不振。這兩種人的結果是完全不同的，當困境降臨時，你用什麼態度去應變，會成為你人生的結局，因此，在任何困厄中，都要保持平靜而堅強積極的心態，不放棄對生命的追求。

# 人生如戰場

如果肯努力一定可以看到它的價值，
人生本來就是要靠行動，
要出過汗、流過淚，
在活動中才能感覺到生命的存在。

「支持人活下去的是夢和希望」，張繼森醫師常這樣鼓勵我：「有使命感的比較好醫治，效果也較好」的確，能堅強地與癌面對而活存下來的人，幾乎都有終身工作，或在服務社會。

因為曾經跟癌打過一場戰，這一場打勝了，並不表示能收兵了，因為還有復發和轉移的問題，因此我常把人生當戰場。

不錯，人生本來就是一場打不完的仗，我們必須勇敢的接受它的挑戰，而在人生的旅途上，我們必須打勝每一場戰爭，要怎樣才能打勝仗呢？很簡單，力量就在你的心裡。

古人說過：「如果一粒蘋果種子不落地，怎麼能發芽而結果呢？」人類不也是一樣嗎？當經歷過激烈的痛苦，在精神上、人格上，才能越成熟、越進步；處在黑暗或困境中，反而更容易有貼近光明的機會，過程中也許會跌跌撞撞，但是最後一定能走向成功，而有些人往往因為眼前有所謂的光明，而迷失了方向，終身都與成功背道而行。

徒手空拳，沒關係，
因為我有肉體，還有精神。

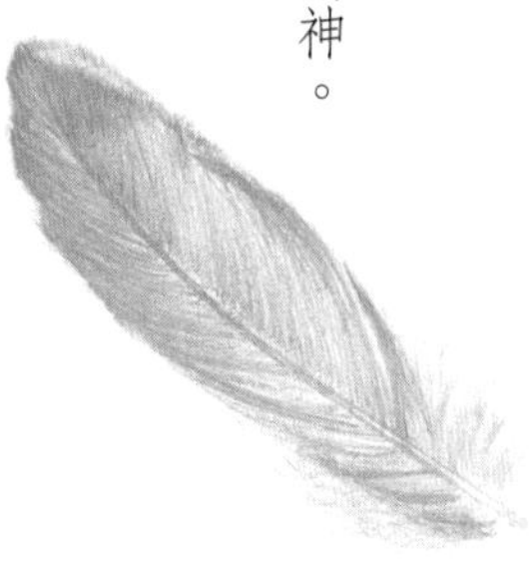

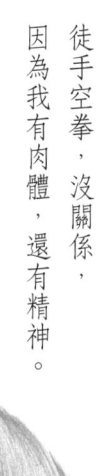

# 鬥志

雖然罹患了癌，
但千萬不要因此而沮喪，
要有鬥志，
因為我還有一口氣，
還能呼吸就有希望。

在養病中如果你能冷靜地，理性地去做思考，你就會發現，生病時你才有時間去學習如何去運用失敗時的經驗，那麼失敗對我們來說，就不會造成重大的傷害，甚至可能會萌生出下一次勝利的幼芽。

的確，勝利是每個人都期待的事，但是勝利並不能代表一切，我想，重要的應該是它的過程和你是不是真的與它搏鬥過，是不是盡了全力？有沒有用心去克服困難？是不是抱著恆心去完成自己的任務？

小時候，我是個田徑選手，有一次參加四百公尺短跑比賽，跑到一半時，被從後面追來的選手撞倒，起身站穩時離前面的選手已差了一大截，但我還是緊追在後面跑完全程，到達終點時，觀眾向我報以熱烈的掌聲和歡呼，這一次的掌聲和歡呼，遠比上次得到冠軍時還要大聲，還要響亮。

「我不行了」這句話會帶來惡運，
「我可以」會改變你的運氣。

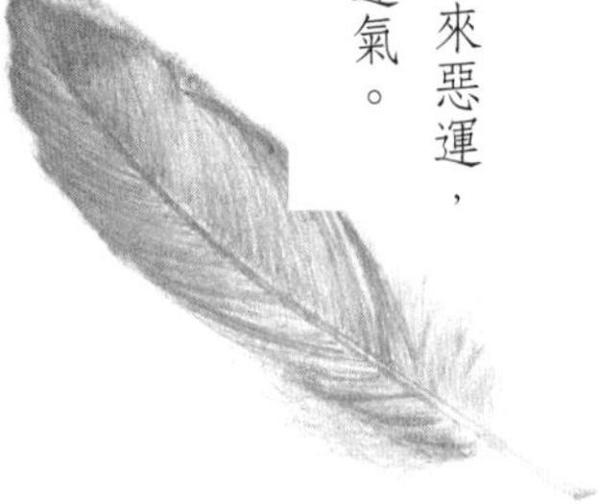

# 給與鼓勵，肯定

成功的祕訣在於人的果斷與決心，
還有勇敢。

服務台告訴我有位老先生找我，同一時間在嘉義過溝教會的朋友打電話告訴我，有位陳先生要來臺中榮總看病，要我幫忙協助。

大概不會有人相信，他是從過溝騎機車來的，當年他是七十六歲，罹患大腸癌，太太已過世，兒女只有在他開刀時出現過，接下來一星期都是看護在陪伴照顧。十天後出院時還想騎機車回去，我告訴他機車我負責幫你寄回去，我陪他到高鐵幫他買了一張票，並通知過溝教會派人到太保車站接他，這個人的勇氣、膽識讓人佩服，六年了，他還活得好好的，如此的獨立。

對於他的勇往邁進的精神我們應該給予肯定，他也算是抗癌成功了，有時我會去過溝教會，看見一個八十二歲的獨居老人，在沒有人照顧的情況下，罹患大腸癌，還能活得那麼自在，我只能說是信仰給他的信心和力量，在病房有時會遇到無人照顧的病人，我總不忘給他們鼓勵，也肯定他們的勇敢與鬥志。

幸福的路只有一條，那就是不要去煩惱。

# 超越自己向前看

沒有比不能忍受不幸和挫折更悲哀的事，
忙著向前衝的人沒有時間掉淚。

不要人在病榻上，還一直埋怨，不管過去有多珍貴，我想應該像處理舊鞋子一樣丟棄它，然後努力尋求不可知的未來，為發揮自己的能力與才華而努力，讓自己超越自己向前看。

也許剛跨出第一步時，我失敗了，但是我會站起來重新跨出第二步，結果又跌倒了，雖然路途不是很平坦，但我相信前途是遼闊的，而且有了以前的經驗，我會小心的走下去，相信我能超越自己向前進。

這時，我滿身是汗，再次跌倒在泥土中，但在萬難中，我仍然可以不屈不撓，重新再擬定要走的方向，有了前車之鑑，我現在終於知道該如何超越自己向前看。

沒有比研究自己更難的事了，生命之旅是如此變化莫測，但在努力奮鬥的過程中，我變得更堅強、更自信，也擁有更多的夢想與理想，如今我更深刻地體會到，超越自己向前看的真正哲理究竟是什麼？

希望在病苦中的人能好起來，希望能替他去除煩惱，這種想法會產生「勇氣」、「希望」的光而開拓出幸福之路，在這樣的禱告中，會看到人性至高的光輝。

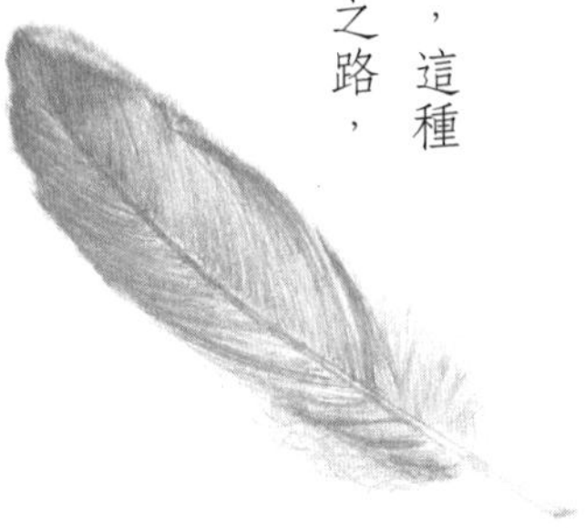

# 憤怒，吵架易傷身

不能一直沉溺在憤怒、悲傷、恐懼、憎恨、迷惑和煩惱中，這樣你將會更加沉淪下去，甚至無法自拔，更嚴重的是，也將使維持你健康的血液更混濁。

我認識一對愛吵架的夫妻，是我的同學，後來先生罹患癌，住進醫院還在吵，我不敢當面勸他們，我怕他們會把我當成吐怨氣的對象，但又不忍心看他們吵一輩子，生病了還在吵，好在他住的是單人房，於是有一天我寫了封信給他們，提醒他們所謂的語言有什麼作用？

「不要出言不遜，只講些歪理，更不要開口傷人，如潑婦罵街一般。話是自己的影子，隨時表現在舉手投足之間，話是心靈的影射，當你的心裡有了歪念頭時，你的嘴就會不由自主的說出來，這種不經大腦考慮的話，不僅破壞了自己的形象，同時也會影響別人的心情，破壞周圍的氣氛。」

有些人很奇怪，一早起來就開始製造污染，也不管別人的感受如何？其實家人照顧病人也是蠻辛苦的，需要彼此體貼，因此不要當你不高興或憂鬱的時候，就把滿肚子的牢騷，滿嘴巴的髒話倒出來，不只白天如此，連夜裡作夢也在罵人，罵累了，夢也醒了。夢醒時，不單是心裡難過，連表情也很醜陋。

且看甜睡的嬰兒，突然間會笑得很開心，在旁守護著的母親，也會跟著開心的笑，純潔的嬰兒，到底夢見了什麼？夢見天使？夢見母親？好一個純潔的笑容，心靈純潔、善良又有愛心，這個人一定不會隨便罵人，一句純真的話，善良的話，一定能深入人心，讓人感動，發人深省，進而改變他的一生，甚至挽回他寶貴的生命。

# 將視野放寬

只有這條路是我該走的，
只有這條路能讓我活下去，
因此我要放寬視野走下去。

住院時所看到的是病人，視野就會變得狹窄，其實世界本來很廣大，但如果您以狹隘的眼光去看它，處處存著僥倖的心理的話，你必定會越走越窄，終至無路可走。

人生本來長遠，但如果您以狹隘的眼光去看它，處處想以投機取巧的方式達到目地的話，最後必定會被逼得喘不過氣來。

一個視野狹窄的人，不只會誤了自己，也會給旁人帶來許多麻煩，因此，我們應該把視野放寬、放大。

其實，就算我把視野放寬到一百八十度，也只是看到了真相的一半，我應該把視野放寬到三百六十度，去看看整個事物的全貌，這樣才能算是真的通融無礙，也才能把自己從狹窄的圈圈中解放出來。

不錯，平凡的我似乎很難做到，不然我也不會有那麼多的煩惱了。

我告訴自己，為了幸福、為了理想快走出來，你的病會好得快一點，才能把視野放寬。

人生因為有很多變化才好玩，就算遭遇困難，
只要你的心態積極，到後來還是會有好的變化。

# 心鏡

一瞬間的累積就是人生，
有好、有壞、是誠實、是偽善都參雜其中，
但如果是好的，
你要持續，
不要跳過去，
因為隨時有心鏡照著你。

有一個癌症患者，想不開想跳河自殺，剛好遇到警察在巡邏，病人說：「我不能活了，因為我罹患了癌症，所以我要自殺，以免受罪。」警察告訴他說：「有一個人可以救你，我帶你去」，就把他帶到教會，並告訴牧師這個人想自殺，牧師說：「我不能救你，但是有一個人可以」，就把他帶到一面鏡子前，牧師問：「那個人是誰？」，他回答：「是我啊！」，「就是囉！生病除了醫生外，一定要靠自救。」

我們都以為鏡子只是整容才用，其實鏡子很誠實，它會把每一個人的真面目，清楚地反映在你的眼前，或許你自認自己已經穿戴整齊，但是當你站在鏡子前一照，才發現領子有點歪，鈕釦沒扣好。

儘管鏡子可以端正人的外表，但卻難以照出人的內心。

如果我們能有一面心鏡，一顆謙虛的心，隨時在提醒我們，那該有多好。

生活在我們身邊的人與事，都會受到我們言行的影響，它也是我們的心鏡，它會引領我們進入更深的至善境界。

我們必須先去掉我們眼前的障礙，才能多看看周圍的事物，多聽聽周圍的聲音，讓它們都成為我們的鏡子，我們也變成它的鏡子。

# 老來更美

人不是累積了歲月就算是老了，
只有失去理想和光輝才是真的老了。

Women sit, or move to and fro,
some old, some young,
The young are beautiful,
but the old are more beautiful
than the young.

這是美國詩人Walt Whitman寫的「美麗的女士」。

我曾經在病房碰到一個老太太，氣質很好，也常聽到她的朋友打電話來說要來看她，但她一概拒絕，她說：「我以前很漂亮，現在變得這麼醜。所以不見人，以保持我的形象。」於是我念了上面那首詩給她聽，還跟她解釋，但她好像不太贊同。

一般人都認為年輕就是美，說有多美就有多美，但是常識告訴我們，美貌會隨著歲月而衰退，所以這首可愛的詩歌，就告訴我們說：「年輕的漂亮，但是年老的更漂亮。」

在電腦、微波爐等新產品陸續問世之後，舊的產品逐漸失去它的價值，可是藝術品卻越古越值錢，耶穌和釋迦牟尼，他們的偉大事蹟經過這麼久以來，隨著傳教士的傳播而越顯偉大，雖然我們不可能像聖賢一樣，但我不希望把「老」字定義在「舊」與「衰」之上，我要把它解釋為：「累積世上的經驗，而成為品格高尚的人。」

歲月會在我們的皮膚留下皺紋，但那並不可怕，可怕的是當我們的熱情消滅時，會在我們的精神上刻下皺紋，如今我們活在高齡化的時代，在我們有生之日，就算體力大不如前，只要我們精神上的美與光輝仍在，又何懼於「老之將至？」

# 走向坦誠之途

走在雪地上腳步要放慢一點，
走在小石子上要注意腳底的重心，
否則很容易跌倒，
不要忘了隨時都有跌倒的可能性，
那是給你的警惕，
因為學走路必需要有些經驗。

去年三月六日，我在朋友家由樓梯摔下來，自己卻還能站起來，我立刻感謝主。能站起來，我並沒有埋怨，埋怨上帝怎麼沒保佑我而讓我摔下來，我反而坦誠的接受我所受的災難，承認是我自己不小心。

在人生的旅途中，有登上山頂的時候，也有跌進谷底的時候，在工作或人際關係上，有時被捧得高高的，有時被貶得低低的，這時，如果我們能坦誠的加以反省，一定能發現其中的原因，同時替自己慶幸，有這麼一個反省的機會。

如果我們坦誠的承認錯誤，虛心的檢討自己，那麼我們的良機就會出現，問題是我們認錯的同時，有一個聲音會告訴我們：「他也有責任呀！他比我更壞，在這種情況下，我也無能為力，怪不得我呀！」

如果你是這樣想的，你就永遠無法坦誠的面對每一件事。

常聽癌症病患說為什麼是我？我又沒作壞事，科學到現在也沒証實罹癌的人是因做了壞事才得的呀！因此我想不管遇到什麼事，只要坦誠的承受，就會快樂一些，心情好了，病自然就會好得快。

抬起頭，挺起胸，因為你認真的活過來了，你是個勝利者。

# 別煩惱

真正的幸福是什麼？
很難下定論，
我認為真正的幸福是當我心中感到很平安的時候。

不管發生什麼事，我的心不能先崩潰，那怕天災地變，或是罹患了絕症。不用逃避，沒用的，時間一到人總會死的。請不要忘了，有死才有生，與其怕生病、怕死，不如有個不怕生病、不怕死的勇氣。

天下本無事，但卻偏偏有人喜歡自擾之，真是個自掘墳墓的人，人生如苦海，免不了有煩惱事，但也有不該煩惱而自尋煩惱的人，其實煩惱的結果，問題還是無法解決，反而讓你更消極、更煩惱，倒不如「只問耕耘，不問收獲」還來得實際些。

有個病人在病榻上仍開著手機講不完，業務上的交代、財務上的吩咐，看他忙得團團轉，於是我走過去告訴他，「你這樣做我沒意見，也許有助於你忘記病情，但人不是為一口飯，或一塊錢而活，生命中總還有些別的東西吧！」聽完，他笑而不語。

沒問題，因為你運氣好，
最後一定能看到美滿的結果。

# 心？

人生有兩個悲劇，
一個是心願無法達成時，
另一個是心願達成時。

生病了，誰能不擔心，但擔心有用嗎？

有人說：「一旦上了船，就任由船家載著走吧！」又說：「船到橋頭自然直。」我想同樣道理，生病時，如果會痊癒，你不管它也會好，如果依然不舒服，找醫生也許有效果，但如果連醫生也治不好，那就只好聽天由命了。

有人問我：「心是什麼？」我答不出來，這時我才知道，原來平常我們掛在嘴上的：「我心裡想……」，一旦真的有人問起時，恐怕誰也說不出所以然來，請問有人知道嗎？「心」究竟是什麼？

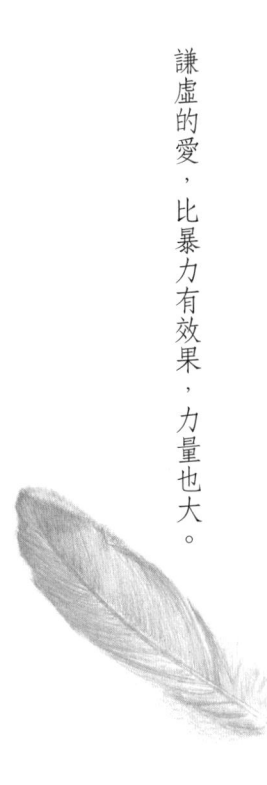

謙虛的愛，比暴力有效果，力量也大。

# 何謂「坦然」、「誠實」

如果你想過個有意義的人生，
必需要有正確的觀念，
那就是：不管在怎麼樣的情況下，
你的心態必需「坦然」、「誠實」
這是不可否認的事實，
也是一個先決條件。

美國人的肺癌、肝癌治癒率比臺灣人高，據我在醫院看到的，有些肝癌病人被醫生宣告為肝癌，但他回到家還是喝酒，被宣告為肺癌的人，還是會跑到外面抽煙，這是違背常識、不敢坦然、誠實面對自己病況的人，醫生的醫術再高明也沒用呀！

這種矛盾心態的人，雖然有時良知會在一旁提醒他：「要聽醫生的話，要坦然、誠實的接受勸告戒掉煙、酒」，當下他也覺得是該戒掉，但這類病人，保護自己的念頭依然很強，他們甚至把責任推說那是他唯一的嗜好，若不能抽煙喝酒不如死了算了；就這樣，他們在怕死又不戒煙、酒中浪費時光，也讓自己陷入更痛苦的深淵中。

所謂的坦然、誠實，應該是指不受邪惡的引誘而言，我們也都知道，如果聽從邪惡之言，那只會傷害自己，但我們卻總在不知不覺中聽從了它，從現在開始，我們鼓勵自己要努力邁向坦然、誠實之途。

從你生下來，大家都會送你喜悅，
從你生下來，大家就都會給你愛。

# 凡事要求真實

不要諉過，
人非聖賢，
誰無差錯，
因此每個人都有可能犯下滔天大錯，
錯有時因疑心而起，
但不要推諉，
因為錯誤的本身不可怕，
怕的是不承認錯誤。

在走廊遇見一個病人，他告訴我他死了之後，他的太太一定會再婚，他擔心的是女兒，甚至擔心將來女兒長大了會被繼父欺侮，因為她的女兒長得很漂亮，我也看過。

我勸他罹癌不一定會要你的命，我不是二十多年了還在嗎？他的眼睛突然亮了起來，我告訴他說：「一個積極、樂觀的人，可以坦然面對任何困難，可以把悲哀化成歡樂，把困難化為簡單。同樣是一個人，有時如耶穌一樣慈悲，有時也會像魔鬼一樣醜陋，兩者只是一念之差罷了，因此在人生的旅途上，我們實在不必對人性完全絕望。」

基於人情、親情、友情，我們往往不敢把真相告訴對方，其實這不能叫做真情，天下最大的不幸，就是不明白事情的真相，終日被蒙在鼓裡而不自知。

蒼天賦與我們偉大的思考力，只要我們能時時刻刻不忘追求真理，就算這個真理對我們是不利的，我們也都能以落實而冷靜的心境去面對它，進而去跨越它。

# 勤勉

不管命運有多乖舛，
只要認真又勤勉，
積極的去進取，
一定能超越過去。

在癌症病房走了二十二年，見的人很多，大約有兩萬人，憂心的人比開朗的人多，而我總是先傾聽，然後再針對每個人的問題給與適當的鼓勵。

他是一個修車工，認真的學了三年，開了店，因技術好，信用好，不久買了店面，又買了住家，卻在這時得了癌症。

的確是令人傷心又失望的事，我告訴他：「一生刻苦儲存的財富，用心建設的豪華家園，可能在天災人禍，一時之間化為烏有，可見任何有形的東西，總是難以持久的。只有勤勉學來的一技之長，和努力培養的勤勉習性，有生之日是絕不會消失的，但是專長也有精緻和粗糙之別，因此也就有高低之差，只有勤勉不分高低，勤勉的人永遠受人尊重。學得勤勉的習性，可以讓人產生喜悅，還可以過得充實而有成就感。不愁時代的變遷，不愁外表的變化，都可以得到旁人的信賴，這才是人生無形的財富，絕不是可以輕易到手的。放寬心，你是一個值得尊敬的人。」

不要失望，要緊緊地抱住希望，希望是一道光，勤勉是機會，也是原動力。

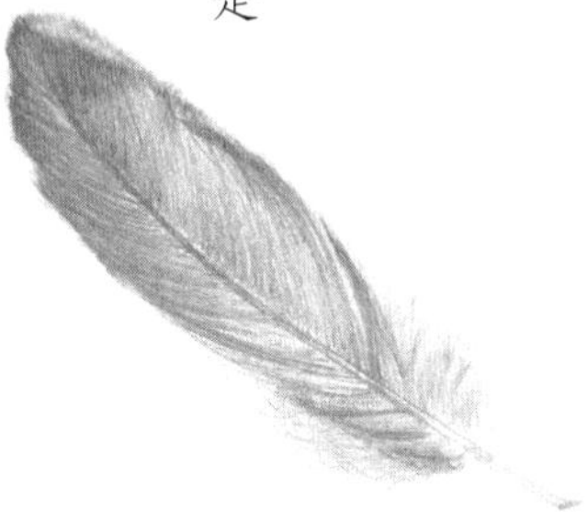

# 老婆婆與茶亭

不要指望另一個機會，抓緊現有的才是重要，
千萬不要半途而廢，因為那將永遠沒有成功的機會，
因此不管這事是大是小，是多是少先完成它再說。

這是一個平凡的故事，但我希望你們看完之後，要想想在你們一生當中有沒有為人做過什麼？希望你快點好起來，然後像這位老婆婆一樣為人作點奉獻。

在一個人煙稀少的山坡下，有一個老舊的茶亭，裡面住著一個年近古稀的老婆婆。

老婆婆每天一早就起床，打開茶亭的門，燒好了水，然後一個人坐

在亭裡等登山路過的人。

不一定每天都有人來登山，老婆婆有時也會生病，但是老婆婆每天依然早起，打開門，燒好水，坐在亭裡等人，路過的人在不知不覺中，將茶亭當作是歇腳的地方，而心中也深深的感謝老婆婆。

雖然路過的人會付老婆婆茶資，但是老婆婆的殷勤及親切，早已遠超過這些茶資，在他們之間早已建立了一種愛與關懷。

如果只為了賣茶賺錢，老婆婆可以藉口休息，但是老婆婆從來沒休息過，老婆婆總是惦記著這些路過的人，她沒有把茶亭當作自己所有，她每天開著門，燒著水等路過的人，那是因為她認為茶亭是屬於大家的，能為路過人盡點力，是她的義務與責任。

一天又一天，老婆婆默默地奉獻出她的愛心，但願蒼天保佑老婆婆永遠健康，茶亭的門，能永遠為過路人開著。

# 自然

自然就是幸福，
人是光著身子來的，
既沒帶福，也沒帶禍，
只是自然的來了，
而自然正是一種快樂，
也是一種滿足，
只有自自然然的生存，
不要做任何比較，
才有幸福可言。

生病期間我幾乎已忘了人的死與生都是自然的事，因為在家裡自閉太久了，人只有走出去和大自然接觸，才能體會到這世界，原來是一個充滿了無限歡樂的光明世界。有一陣子，我將自己置放在黑暗的谷底，終日在恐懼、絕望中掙扎，但當我徜徉在大自然的懷裡時，我這才發現以前的行為是多麼無聊。

早晨，望著那清澈如鏡的湖水，我問自己：「為什麼？」，總要強迫自己去複習白天的舊事？如果那是開心的事，還能微笑著入睡，但，如果不是開心的事，就只有徒增怨恨，但是，人類的腦細胞又很發達，所以不能不想，既然如此，那麼就多想想讓身心愉快的事情吧！

人的身體看來很堅強，但卻經不起傷害與病痛，只有靈魂是堅強的，不管身體有多大的傷痛，心裡有多大的煩惱，它是不會受到影響的，走出去自然就會得到大自然的好處。

# 在夢中

不要一開始就怕無法勝任，
如果肯用心又有恆心，
必將產生一股巨大的力量，
幫你完成想完成的事，
而這股力量，
不也正是你的另一種收穫嗎？

生病要多休息睡覺，但睡多了，夢也多了。
有一天夜裡，我夢見走在馬路上，逢人就罵、就吵，但是沒人理
我，醒來之後我想與其罵人，為什麼不先自我反省一下？仔細的思考

一下自己的人生呢？其實這一路走來，我沒有一天不在計畫這、計畫那的，慾望的火焰不斷的在燃燒，但是八十一年來，我沒做多少事，除了志工、公益之外，只有吃、喝、睡，似乎沒有什麼成就，而這些吃、喝、睡的本能，別的動物也有呀！

有一天夜裡，我在夢中向自己發誓，從今以後，我絕不再發怒、不再悲傷，我要以愛心和信心，憑著勇氣和熱情，完成自己對人生的責任，天底下沒有不能勝任的事，只要有恆心。

愛是看不見，也聽不見，
但你卻是真的活在大家的愛之中。

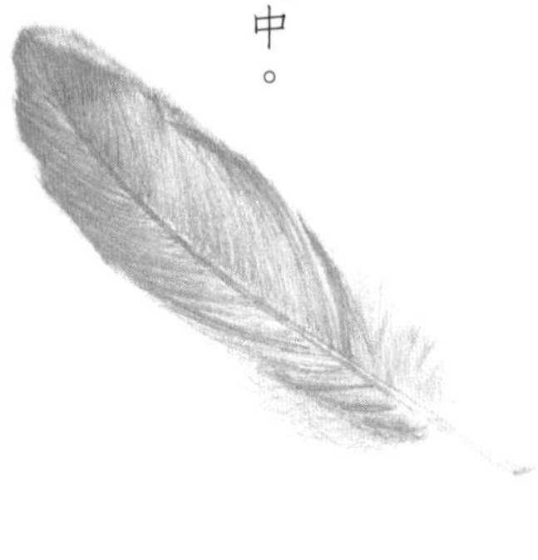

# 自以為榮

黑暗在燈光的照耀下會消失，
就像把屋裡的燈打開一樣，
我們只要能以積極的態度去面對一切，
就能把消極的心態完全消除，
只要我們常想著正面，
心裡就會燃起一線希望的光亮。

不管你的職位是什麼，只要盡到責任，得到人的肯定，那應該可以「自以為榮」了。我罹癌時，醫生叫我做什麼，我從沒有不遵守過，我腳摔斷了，醫生說要做復健，一天幾次我一定照做，因此我雖然是八十二歲，醫生評估要一年才能走路，但是我三個多月就不用助行器，拿著拐杖回臺中榮總當志工，我們什麼事都不跟人比，但病要比別人好得快，這是一件可以自以為榮的事。

每一個人都有一張臉，在每一張臉上都有兩個眼睛，一個鼻子、一張嘴，可是每個人的樣子看來都不一樣，縱使有一萬個人站在那裡，一樣可以認出這個人是張某，那個人是李某，同樣是一個人，但是就如臉型一樣，每個人的性格，才幹也都各自有異，每個人都是特別的、唯一的，因此每個人的行事結果都不一樣。

以前在歐洲的日本大使館，雇用一個當地的人作門房，這個門房很盡責又忠實，大使館的人為了獎勵他，把他的工作提升為「收發」，但是門房並不領情，他大聲抗議，「我發生什麼錯？要更改我的職位？」大使館人解釋說：「就是因為你沒有犯錯，才要提升你。」可是門房聽不進去，他說：「我適合門房這份工作，我的能力只有這麼多，我以此工作為榮，如果你要奪走我這份榮譽感，我情願辭職。」

人生可以是長的，也可以是短的，想想有什麼可以「自以為榮」的？沒有的話，等病好了，快行動！

# 援手，我沒做到，我後悔

不要指望另一個機會，抓緊現有的才重要，
千萬不要半途而廢，因為那將永遠沒有再來的機會，
因此，不管這事是大是小，是多是少，先完成它再說。

這事發生在我未罹癌之前。

在松江路與南京東路的地下道，有一陣拐杖的敲擊聲，是一個四十歲左右的盲者，他靠著拐杖在那裡摸索著，拐杖在四、五十公尺左右處探索著，他找到階梯，一步一步的往上走，我不知該如何幫他，只好搶在他前面走上階梯。

不久車子來了，我上了車，盲者也跟在我後面上車，盲者還未站

穩，車就開了，他的頭撞到車門，太陽眼鏡撞落在地上，幸好有一個女學生幫他檢起來，盲者很心疼地擦他的眼鏡，深怕眼鏡撞壞似的。

我從頭到尾只能當個旁觀者，我為自己的態度感到羞恥與厭惡。

不管是誰，有一天，也有可能會因突發事故而瞎眼的，所以千萬不要以為那是別人的事，當我們還健康的時候，多為需要我們幫助的人伸出援手吧。

二十四年前，我罹患了癌，今年腳骨折，走在馬路上經常遇到好心人要扶我，這段時間我的感觸很多，比起我，這些人才是真正慈悲為懷的人，他們凡事會先為對方設想，會及時伸出援手。

神的工作是終年無休，二十四小時的勤務，神隨時守護著你。

# 等待時機

如果常常在心裡計畫著，
今天要作這個，
明天要作那個，
能夠清楚地知道自己要做什麼的人，
最後必能將計畫化成堅定的信念，
然後一步一步的完成它。

癌症的潛伏期大約是五年至十年，它來得慢，去得也慢，所以需要點時間治療。

完成任何一件事都需要時間，時間能超越人們的力量，智慧是一種眼睛所看不到的事實。

不管人們如何盼望，不到春天，櫻花是不會開花的，不管人們如何焦急，不到時機，事情是無法完成的。

櫻花任憑風雪吹打，但是它仍靜靜地等待春天的來臨，因為它相信大自然，冬天過了春天就會來。

度過了黑暗期，就會有曙光再現，不要慌、不要忙，意志堅強的人，一定能等到時機的來臨。等待不是停止，而是為未來做準備，櫻花看似靜靜地等待，但是它那傲立雪中的姿態，卻有著無比的耐力，那麼自然、那麼美。

## 一切由愛而發

愛，使人神采奕奕，長生不老，病人想擁有的，
除了愛，還是愛，這些都不是遙不可及的事，
而是眼前的小小心願，充其量也只是個想法而已，
而這個想法，卻往往是讓病人活下去的精神支柱，
讓我們用愛來陪伴家屬病中的生活吧！

在愛的領域裡沒有悲傷，這是我在罹癌時從親友中領悟到的，他們帶著愛來看我、安慰我。

一個懂得愛的人，儘管不一定能得到相同的回報。但是，只憑曾經愛過，就足夠使人神采奕奕了。

人往往因曾經被愛過而將原先的凶惡改變成善良，但也有一種人，令人看了既不敢、也不想去愛他，這樣的人，就只能過著悲哀而寂寞的一生。

過去我一直以為若要長生不老就要靠營養和運動，但是，經過多年的經驗告訴我，真正使人長生不老的妙方，除了上面兩種外，更重要的是要有愛。

當我們邁入中年時，仍需保持年經時的心境，不只對另一半要包容，還要給予熱烈的關愛，即使對一般人，也要如同親人般的愛他，這樣每天的生活才能過得有意義、有精神。一個神采奕奕的人，也必定是個長生不老的人。

在工作或研究學問上，也不要只為工作而工作，要帶著愛去工作。如此，一定可以培養出一種興趣，提昇工作效率，最後開出燦爛的花朵。

# 人生要有衝動

人生需要有衝勁，
健康時衝事業，
生病時要與病衝、鬥，
才能分出勝負。

常聽人說：「人生就像航海，衝勁就像風，風不吹動，帆就沒辦法膨脹。」

能呼吸、能吃、能動，只是表示這個人還活著罷了，所謂的「人」應該要有朝氣，有衝勁，並且能夠把內心的熱情發揮出來才行。

在街上，經常會遇到一些無精打采、毫無鬥志的年輕人在閒逛，他們可能還不知道自己是在浪費生命，浪費光陰。

照說，一個人只要能安份守己，堅守己職，建立一個美滿家庭，好好教養子女，已是盡到做人的責任，對自己，對社會都交代得過去，但是，如果每個人都只滿足於現況，這種人生未免太過於單調平凡。

我認為，每個人都應該以更高的理念去開創自己的人生。人生的旅程，就像航行在汪洋大海中的小帆船，沒有羅盤和疾風是無法前進的，羅盤好比人的觀念，疾風好比人的衝動，唯有兩相配合，才能準確的設定人生的目標，也才能迅速抵達目的地。

人生如戲，在舞台上一定要演好自己的角色。

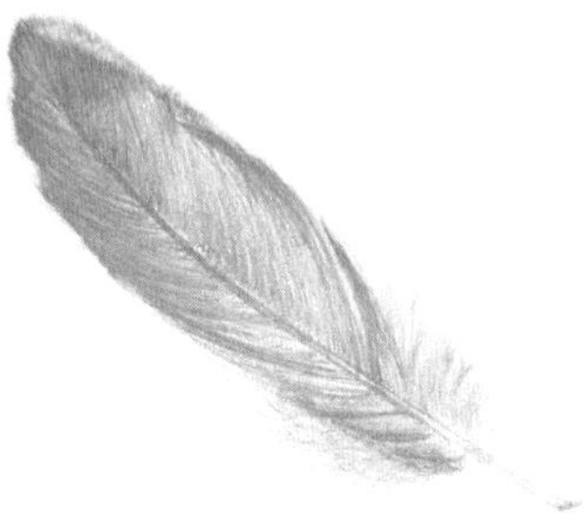

# 夫妻—同林鳥

被愛也許有一天會消失，
但是愛人是可以持續的，
我們不是為了互相憎恨才來到人世間，
是為了相愛才來的。

有一天醒來時，枕邊有一張先生留下的字條，寫著：「衣服沒有燙，皮靴沒有擦，一屋子亂七八糟，親戚朋友都在罵你好懶惰、心狠，怎麼可以丟下工作和我就走了，因為天天都外食，營養失調，血壓也高了，昔日充滿希望的眼神也失去光采，我們的朋友都在罵你自私、無情，妳怎麼可以丟下我一個人逕自走了。」

從這張小小的字條裡，我體會到夫妻的真情與同林鳥的真正意義，他捨不得我先他而去，他是在鼓勵我。

本來夫妻就是無以取代的終身拍擋，一天又一天，一年又一年，在滿懷感恩的心境下，孕育出可貴的真感情，成為恩愛不渝，同甘共苦的夫妻，然後攜手走進理想幸福的人生。

夫妻最好有共同的方向與目標，然後才能以同樣的步調前進，走累了停下來互相安慰一番，有缺失的地方，則彼此規勸，遇到困難時，要彼此扶持。夫妻關係由結婚、生子，一直到老，每一個階段，都有不同的計畫與目標，計畫可能隨時起變化，畢竟一個人的力量有限，但如果是兩個人一條心，將會變成無比的力量，就可以平平安安的走過去。

# 生活在自然中

凡事順其自然，
生命的最大原動力是靈魂，
靈魂既不想當偉大的人，
也不想當幸福的人，
更不懂什麼叫不幸，
它凡事順其自然，
絕不強求，
所以它，
沒有痛苦，
也沒有煩惱。

花，到了春天會開放，葉到了秋天會枯萎，草、木也會隨著季節而成長，它們順著自然界的變化而變化，從來不會違背大自然的定律，使世界顯得美麗而有秩序。

可是我們人類，反而不能活得像它們一般自然，我們各懷私心，處處算計，忘記了大自然的原則，終至自誤前程，害人害己。

在不該開花的季節裡開花，會讓人覺得很稀奇而格外珍惜它，但是，人如果亂了秩序，違背常情，就會招致旁人的譏笑與輕視，看來做人還真是難啊！

其實，我們只要多與大自然接觸，常常看看花、看看草，在心平氣和中，領悟一下自然的道理，這樣，也許就能過得更快樂一些吧！

所謂的人生，就是要以技術從不理想中找出理想，找出結論。

# 熱誠好比磁石

愛可以在感情和行動上給人很大的影響力，
愛有很多種類，
但是不管它的種類有多少，
熱誠將是其中的一份力量。

磁鐵雖然看似一塊平常的鐵，可是，它卻有一股力量，能輕易地將四周的鐵塊吸住。

每個人都需要工作，要完成一件工作，每個人都各有各的方法，不過方法再好、再多，熱誠應該是其中最重要的一項。

也許知識和才能在工作上很重要，可是，一個缺乏知識又不夠聰明的人，只要他有決心、有熱誠，一樣能將工作完成。

有些工作，不是光靠個人就能完成，可是，只要這個人有熱誠，這份熱誠就能變成一股力量，就能像磁石般吸引周圍的人，最後必能將工作完成。

如果有知識、有才能，但是缺乏熱誠的話，那就像畫在紙上的大餅，只能看不能吃，終究會被丟棄，因為社會講究的是現實。

勇敢一點，跳入風浪中，盡量往前游，別擔心會沉下去？會浮著？會死？還是能活？

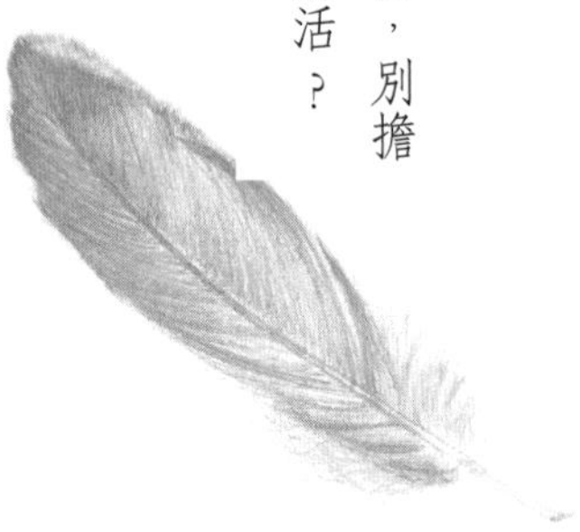

# 推不開

不可避免時，
那就將就吧，
不過一定不是完全不可能的，
沉下去的太陽也許是悲傷的，
但是明天又會升上來。

我試著將水槽的水往前推，一次又一次的，但是，推出去的水，馬上又從左右湧了回來，我又將它推出去，但是，手邊的水永遠推不走，只是增加小小的漣漪而已，我只好放棄了，而水槽的水也靜止了。

在現實生活中，常有很多看不順眼的人圍繞在身邊，我總會想法子遠離這種人，也有很多不如意的事煩著我，我每天都努力想去推開它，可是躲過一個，很快又再來一個，不管我怎麼閃躲，總是緊跟著我不放。

現在我終於明白了，人生不是光靠排除嫌惡就可以走下去的，我們人生就像水槽的水一樣，我們要把每一個相識的人當作是緣份，只要互相尊敬，互相鼓勵，去認識他們、了解他們、愛護他們，這樣，我們才能自然而和諧的相處，也才能同心協力創造一個和平的世界。

如果說你從來不曾犯過錯，
那你一定是什麼事都不愛作的懶人。

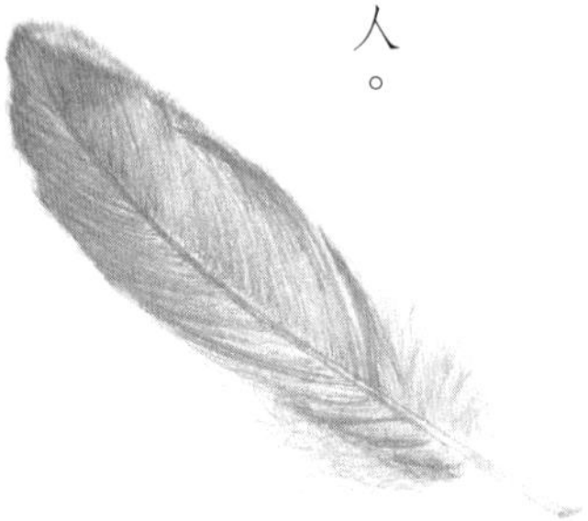

# 平實無華

凡事都在一念之間，
如果我們用感恩的心看世界，
它就像個絢麗無比的大花園，
如果我們用仇恨的心看世界，
它立刻變成暗無天日的活地獄。

世界上有好幾十億的人，但是，真正的我只有一個，每個人都有別人無法取代的特點，每個人都愛自己，認為自己都是對的，也自我肯定了「天上天下，唯我獨尊」這句話。

我有自己做人的原則，不管別人長相怎樣，我不羨慕也不悲觀，不過，雖然我一直這麼認為，但是在我眼裡，別家的花卻永遠比我家的紅，因此，我常感到迷惑、不安，於是我低聲的反問自己，我選擇的路對嗎？可以繼續走下去嗎？日子就在這樣反反覆覆中，匆匆地過完了一年。

一聲聲的「新年恭喜」，給了我莫大的啟示與鼓勵，人的希望因人而異，有的很大、有的很小、有的現代、有的保守、有的標新立異、有的卻平實無華，現實歸現實，在現實的領域裡，最難得的應該是「平實無華」了。

世上最強的人，是能獨立的人。

# 讓我們更茁壯

不論何種的幸福，
都要自己去尋找，
不能坐在家裡一味的等待，
幸福要靠自己努力才能得來，
絕不是僥倖或幻想就可以的。

每一個時代都會有苦難，用過去幾千年的歷史來看，天下太平的時期與天下戰亂的時期，究竟哪一個比較長？依據史實來看，真正太平的日子實在不多，往事雖然如夢，但仍可以給我們很大的警惕。

是誰在戰亂中延續人間的歷史？是我們這群年經人，年輕人不知道什麼叫老，總認為老對他們來說，還遠得很呢！因此，不必去考慮它，所以，年輕人永遠顯得那麼有活力，有朝氣。

有時候看到老年人，驀然驚覺，原來自己也會老，但是，人世間的歷史是永遠的，因此，即使是屬於個人的行動，仍然會在千年萬年的歷史上佔有一席之地。

但願我們常有一顆年輕的心，有一個永遠追求的目標，如此，才能把我們人類的歷史延續下去，讓一代又一代的子孫延續下去。

只相信好運，而不信惡運的人，這個人一定很強，也是令人堅強活下去的祕訣。

# 新年的禱告

當我悲傷的時候，
有主在我身邊，
有喜悅的時候，
請主與我分享，
當我有困難時，
請幫助我，
當我有煩惱時，
請賜我智慧。

匆匆地又要邁入新的一年了，在新年的開始，我低下頭，輕聲的禱告著：「請保佑我能夠和兄弟、姊妹、親戚、朋友相處得更和諧、更融洽。」

回想過去的一年，我因曾經罹患過兩次癌，腳又摔斷，因此沮喪過，因此有幾次陷入不愉快的漩渦中，事後常自感嘆、悔恨，人活著，實在不是一件容易的事。

一個人無法單獨生活，必須要與人共同生活才能生存下去，必須要依賴良好的人際關係才能成長，而要維持良好的人際關係，就必需要寬宏大量，不能自私、自利、唯我獨尊，能夠忘我，才是做人的原則，也是「維持良好的人際關係」的基本條件。

現在，讓我再一次輕聲的禱告，不論是我個人，或是全世界的人，都不要忘了這個原則，如此才能有更和諧，更融洽的未來。

一旦來到人世間，每個人都有
義務做到有意義的感覺。

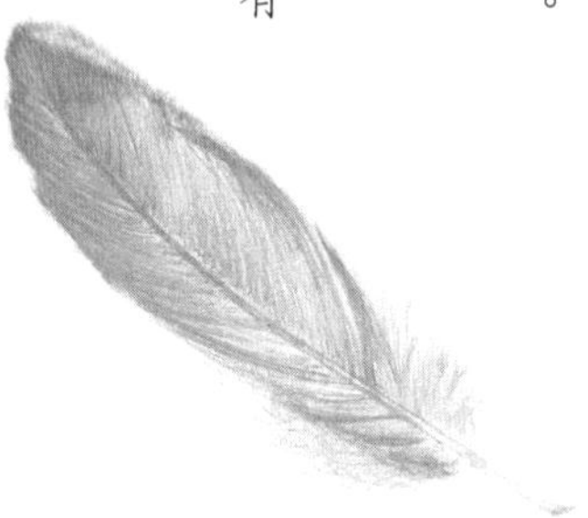

# 展開雙翼

在採訪中我常用的話就是勸病人要「活出希望」。

兩個禮拜前去看一個病人，當時，他的樣子很消沉，上個禮拜去看他，還是那麼消沉，今天再去看他，比上次更消沉，我告訴他：「何必那麼消沉呢？你聽過一句話嗎？即將落下的夕陽，明天不是還會再升上來嗎？」

人，不要獨自悲傷，不要把自己封閉在憂愁裡，長久下去，你將找不到出口。

不要自悲自嘆，不要總是低著頭沈思，長久下去，你將看不到外面的大好世界。

擦乾眼淚走出去，只要走出去，那就是你的大好前程，你將遇到比昨天更快樂的事，你將得到比昨天更甜蜜的愛。

今天是我重生的日子，我有一個叫「希望」的日子，讓我展開雙翼，隨時起飛吧！希望就像太陽，它會發出光和熱，使我枯死的心靈又重新甦醒過來。

希望就在前面，縱有千山萬水，我也要展開雙翼去追尋。

如果你真心祈求要有個希望，
希望決不會棄你於不顧。

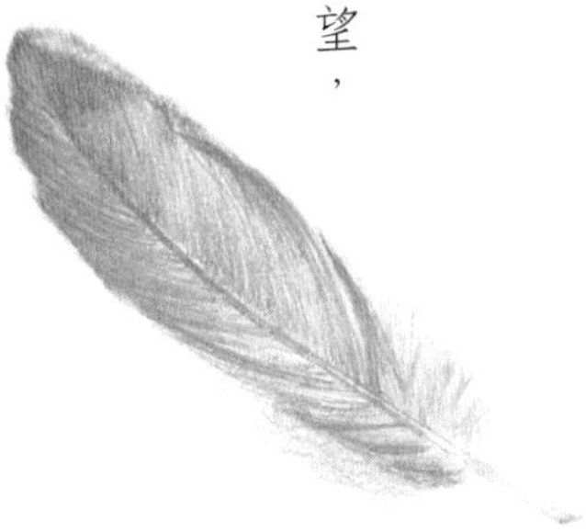

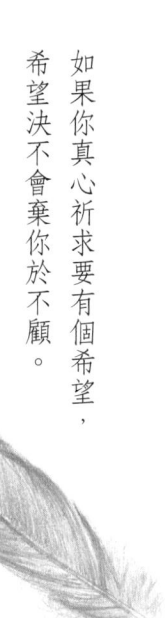

# 忍與爭

懂得感恩，才會感覺幸福；
懂得感恩，才會想到回饋；
而感恩的思維，也是去除生存壓力的唯一智慧。

我六歲時母親就過世了，父親再婚，帶著繼母移居廣東。

我被寄養在伯父家，伯母是一個出了名的惡婦，我早上起床要到菜園澆水、餵雞、鴨，掃完滿地的樹葉才能上學，伯母只要不高興，就叫伯父甚至叫她的兒女打我，很奇怪的，我都能忍下來，從不跟他們爭，童年就在這樣的忍受中過日子。

伯父活到九十五歲，他過世時，我站在他的棺木前跟他說：「我從沒埋怨過你，因為你，我才能有機會學會『忍』。因此，在社會上與人相處，我從不跟人爭，罹患癌，我也能忍受治療的苦活下來。」，「忍」，不是全靠教育，而是要親自去體驗去修鍊。

常聽身邊的人說：凡事要忍耐，什麼忍辱負重，忍氣吞聲等等。足見「忍」字在傳統的處世哲學中，是多麼的重要了，尤其父母對待嫁的女兒，總是左一句右一句的囑咐要忍耐，好像只有忍，才能得到公婆的疼，丈夫的愛。

可是對於「爭」卻鮮有人提到，因此，有很多人不知道如何通過爭執來解決問題，事實上，在婚姻生活裡，免不了有爭執，而且有很多事情是在爭執中，才能得到真言實語的。

不過值得一提的是，事先要辨明這事可爭或不可爭，時機是否適當？雙方的心情如何？而且要爭得有技巧有內容，這樣才不會浪費時間，否則，也只不過是製造更多的問題而已。

## 沒有過去，沒有未來，只有現在

人的慾念是與生俱來的，
沒有一個限度，也不只一種，
反而是自然的生物，如貓、狗、小鳥甚至草木，
在吃飽喝足之後，便心滿意足的睡了，
如果人類也能這樣的話，那該有多好！

如果想活得輕鬆愉快，只有將過去的一切忘掉，不管那是好的還是壞的，因為過去再多的榮耀和成就、挫折和失敗，畢竟已成過去，因此，如果硬要強調它的存在，對現實並無實質的幫助。至於未來，我們通常會以「把握現在，創造未來」這句話來勉勵他人。但是，如果更進

一步去思考時，未來的變化真的很多，絕不是光靠努力就行得通的，有時，可能還得靠幾分運氣，就以太陽來做個比喻，照道理它每天會從東方出來，可是誰敢保證它會永遠如此？也許有一天它的能量用盡，我們就再也看不到它了。

我們隨時可以聽到「明天」這兩個字，因為明天是最靠近今天的，可是誰能預知明天的事？因為明天變化太大。有人說：「人生的一寸前方是黑暗的。」所謂的黑暗，應該是指好壞各占一半的意思。既然如此，誰敢肯定自己是落腳在好的那一半？既然過去會像雲烟般的消失，而未來又是那麼渺茫不可知，我們就只有緊緊抓住現在，只有這一刻最實在，也最容易掌握，那麼，讓我們以智慧和毅力來珍惜它吧！

認輸了，貧窮會成為敵人，
克服了困難，那就是最好的家庭教師。

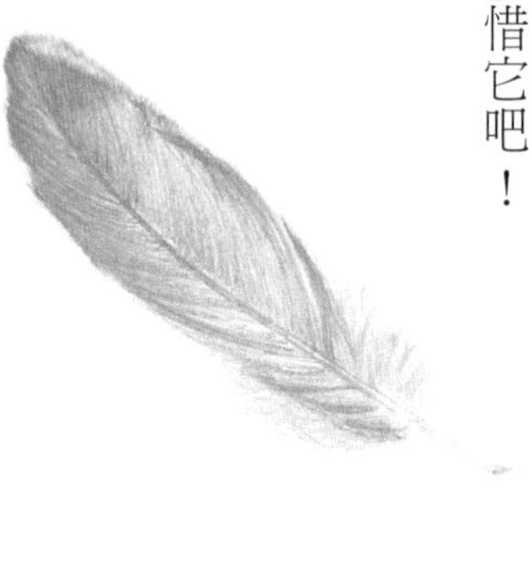

# 愛他，真實地

我在被愛中康復，
愛是看不見，
也聽不見的東西，
但我們都被它守護著。

不是只有甜言蜜語才是有愛，應是有更深、更真實的愛在我們身邊，這種愛比用一秒鐘就可說出來的愛更可貴，用嘴巴講的一百句愛，也抵不過一個行動，但是一百個行動，也不一定能成真實。真實的愛不是用眼睛就可看到，然而它也不會一瞬間就消失，當你受傷、疲倦、倒下時，它依舊可以在你身邊，讓你持續堅強地活下來，這不就是那個看不見的奇蹟似的愛嗎？

# 挫折不一定就是失敗

對於曾經失敗或受過挫折的人，
我們應該給與鼓勵，
對他的勇往邁進的精神給與肯定，
並告訴他現在的你，
是由於過去的作為而來的，
未來的你，要由現在的你自己去做。

在現實的社會中，人們對成功和失敗的看法，往往比較流於主觀，認為成功的人比較有價值，而失敗的人則一無可取，這種觀念實在有待改善。

在漫長的人生旅途中，每一個人都會遭遇到失敗，除非這個人的運氣特別好，否則我們都得在失敗中學習成長，因此，我們必須謙虛而且認真的工作，這樣就不必找藉口去逃避失敗的責任了。

有人感嘆自己已經很努力了，但卻沒什麼收穫，我想在努力中，也需要為自己做個檢視，尤其罹患過癌，很多事情如生活習慣等，都要做個調整，所以改換原來的目標，和重新做個檢視，也是重要的。

一、自己努力的方向是否正確？比方說：目標是不是定的太高？是不是與現實背道而馳？同時，自己所定的原則和目標，是否有詳細的計畫和步驟？

二、有沒有其他力量的協助？例如親朋好友和同仁的支持，如果你是孤軍奮鬥的話，不但力量薄弱，還會引起恐慌，而將力量轉移到別人的手中，成功是需要某種程度的協助和鼓勵的。

三、自己的耐力夠不夠？有沒有因求好心切而心急誤事？俗語說：「一百公里的競爭是從九十九公里才開始。」的確，所有的努力和成果，需要以時間來做函數，不能輕言放棄，但也急不得。

# 新年的展望

演員主角都是自己，
寫劇本的也是自己，
因為人生是自己的。
沒有脫皮的蛇是活不成的。

有一次新年，我先生出國，我想閒著沒事不如去醫院陪病人，我一早就到醫院，那一天跟往常不一樣，幾乎每間病房都被探病的親友占滿了。病人的心裡雖然不是很好過，可是，一聲聲的恭賀新喜，也給病房帶來了萬象更新，大地回春，當時我的心也跟著跳躍不止，我在內心祈禱，但願有無數個新希望在前面等著我們。

從昨天到今天，大自然並沒什麼大改變，太陽依然升起，風兒一樣在吹動，但是因為我心中有了一個新希望，所以我所看的、聽到的，都是那麼親切，那麼有朝氣。

一年之計在於春，一日之計在於晨，在這新年的早晨，我一定要立下一個良好的計畫，這計畫的第一項是如何回到正常的生活，回歸到社會。

昨天已過去，今天剛來臨，不要把昨天的失意延續到今天，因為今天對我來說，是那麼有朝氣、有希望。

如果你希望這個人幸福，那麼請不要再給他東西，並告訴他不要抱著太大的慾望。

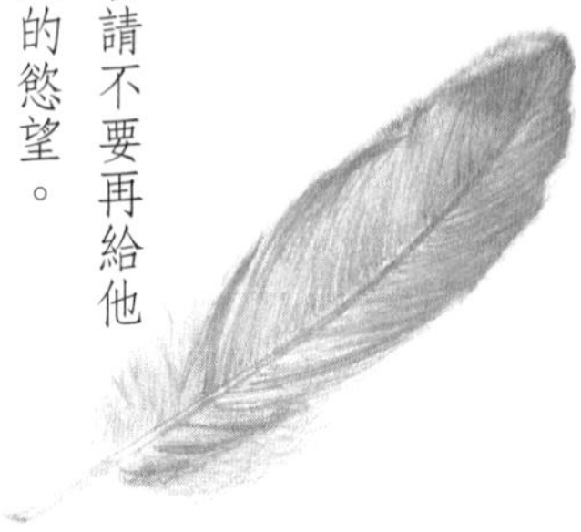

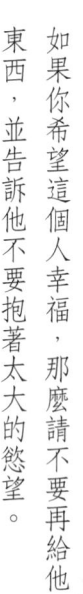

# 笑容

抗癌要有開朗的心胸，
天天大笑三次。

我罹患癌症時，當年五十九歲，快走到一甲子的人生，最近我發現上天賦與我的笑容，給我帶來很大的幸運及可貴的友誼。

笑容不但是為人所喜愛，連動物也不例外，在街上如遇到狗衝過來對你狂吠，雖然牠不會說話，但是，如果你對牠笑笑，牠也會搖著尾巴表示友善的。

嬰兒時，每個人都有一張天真而純潔的笑容，隨著年齡、環境、教育、經驗的改變，笑容也會變質，但是不管怎麼樣，微笑的面孔，總是處處受到歡迎的。

「笑容」，能改變人的內心，也能化悲哀為歡樂，更是人際關係的潤滑油，在人生的旅程中，它是我們精神上的支柱及力量。

也許有人會說：「我很不幸，在家裡我有個不賢的妻子，及不肖的兒子，在事業上受石油、景氣、股票的影響，天天都在焦急中過日子，我很煩，我每天面對的是成群的客戶，等著我替他們作各種服務，稍稍有點怠慢，便會招來一頓臭罵，這叫我如何能露出一張笑容來？」

但是，不管有多少痛苦和委屈，請笑一笑吧！它一定會把你的憂愁吹得煙消雲散的。

人的命運各不相同，
但並沒有超越命運的東西。

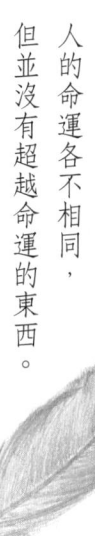

# 男人的「最愛」

有些人以為男人的「最愛」是：女人和妻子，事實上並不盡然。

很久以前，大概有十五年了吧，有一位男性患者，他是中正大學教授，都是由他母親在陪伴，他總是滿面愁容，只有他兒子（當時六歲）來時，他會非常開心的跟兒子一起玩，一起笑。

有一天我問他：「你怎麼只有兒子來的時候才會笑呢？」他說：「男人的『最愛』是寶貝子女，雖然在傳統上男人被稱為嚴父，但是，在他內心深處，疼愛子女的那份親情，遠勝過天底下的慈母，有句俗語：『舐犢情深』是譬喻牛爸爸舔小牛的情深表現，如果你住過鄉下，一定會為牛爸的『舐犢情深』所感動。不管子女的長相如何？只要有人對他說：『你的孩子很像你。』他就心滿意足了，並且認為自己的孩子是天下最好的，於是他會為自己的最好去努力。男人的夙興夜寐、風雨無阻的動力，應該就是從這裡產生的。」

「一般的男子最討厭別人罵他是狗，但是他卻能為子女當狗爬，他讓子女爬在背上，還能樂得忘了自己的存在，甚至在他背上撒尿也若無其事。」

「男人對自己的『最愛』有一種特別的信念，即使有人嘲笑他的子女是『扶不起的阿斗』，『爛泥糊不上牆』，他依然認為他的子女是未來的大人物，在他心目中癩痢頭、醜小鴨，一樣是他的心肝寶貝，任其『恩愛夫妻』、『伉儷情深』，都比不上父子間血脈相連的那份親情。」

聽完他的長篇親情理論，我很感動；我拉著他的手一起禱告：「求主保佑他的病能痊癒，讓他享受『舐犢情深』、『天倫之樂』的快樂。」

# 別怕老

有些人很怕別人問他今年幾歲，
但是我從來不掩飾自己的年齡，
我今年八十三歲，
八十三歲，很好呀！
因為我還能每星期從臺北到臺中當志工、作公益、寫文章。

新年過了，每個人又多添了一歲，可是每個人去百貨公司買衣服時還是跟過去一樣，每次選式樣時都會說：「我要選看起來既年輕又漂亮的就可以了。」他們忘了自己是幾歲，這也就是怕老的心態吧！

如果有人稱呼你：「老先生」或是「老太太」，在公車上有人讓位給你，理髮師或美容師請你染髮，你是不是猛然驚醒？為自己的老而難過？

一般女人比較怕老，也不服老，她們拚命在服飾上，化妝上下工夫，以掩飾老相，而一般男人看來似乎不在乎，也不會隱瞞歲數，可是男人害怕退休，如果退休後有人問他在那裡高就？他會有一種被羞辱的感覺。

其實老或不老，完全是個人心理上的問題，如果有顆年輕的心，整個人都會朝氣蓬勃，如果在心理上未老先衰，暮氣沈沈，那麼不管外表多麼年輕，看來仍是那麼老邁的。

人會老，會孤獨，在心理上應早有準備，
所謂生命就是要跨越這個自然現象。

# 小朋友的話

徒手空拳也沒關係，
因為我有肉體及我的精神。

有一次在婦癌病房看到一對母子，小朋友讀小學三年級，這種年齡的小朋友應該是最活潑的時期，尤其來看生病的母親，應該是會喋喋不休的跟媽媽講學校、同學的事，但是這位小朋友卻始終沒開口，我跟他打招呼，就很害羞的走出去了，我有點不放心，提早結束探訪離開病房，看到小朋友站在走廊的那一邊，我走過去看到他在哭，我試著抱抱他，沒想到他竟然擦乾眼淚看著我，從他的樣子我看出這不是一個壞小孩，正當我要開口的時候，小朋友搶先叫我「奶奶」，接著說了他的一段心事。

我媽媽並不愛我，每天鬧鐘響了，媽媽還賴在床上，早餐也沒著落，上學來不及了，媽媽給我一百塊錢，這是我的早餐和中餐。

媽媽經常黃牛，當她心血來潮時，她會說：「星期天帶你去郊遊。」可是一星期又一星期過去了，都沒看見媽媽在準備郊遊的樣子，忍不住問媽媽，媽媽就說：「這星期有事不能去」，又過一星期，我等急了，就說：「媽媽說謊，為什麼說話不算話？每次要是我們說謊，媽媽都會打我們，為什麼妳就可以說謊？」媽媽聽完就惱羞成怒的說：「有急事沒辦法呀！再鬧就永遠不帶你去。」

媽媽的聲音好凶、好大！同學的媽媽都很好，上學會送他到車站等車，上車時還會說：「小心喲！好好聽老師的話。」，為什麼我媽媽會這麼凶？

聽完我不知該怎麼安慰他，只緊緊地抱著他，最後我看到的是他的笑容，和一句「謝謝奶奶。」

# 充實感

每當我們努力過，
挑戰過，
然後成功了，
都會有一股充實感。

聯考過了皇天不負苦心人，終於上榜了，在父母、親友的祝賀聲中，深深感受到苦盡甘來的喜悅，過去的努力沒有白費，如今一切辛苦都已成過去，只有快樂與希望充滿了整個心中，現在可以安心的睡上一大覺，可以高高興興的出去大玩特玩，越是經過長期奮鬥的人，越能體會成功後的喜悅及可貴。

可是，不要老是沈緬在這種安逸之中，記住，每年的元旦和除夕，總是結伴而來，聯考過後就是新學期的開始，過完學生生活，就要步入社會工作，進了社會之後，就是週而復始的現實生活了。

人生好比走在起起伏伏的山嶺上，當我們走累了時，可以停下來歇一歇，為自己的成就慶祝一下，或是回顧一下這一路走來的辛勞，總之，不論走過來的感覺是輕鬆或是疲勞，相信都會有一種充實感，這個充實感，就是下一個旅途的活力之源。

努力才會有充實感，受過鍛鍊，
才能真正的成長，就像鑽石。

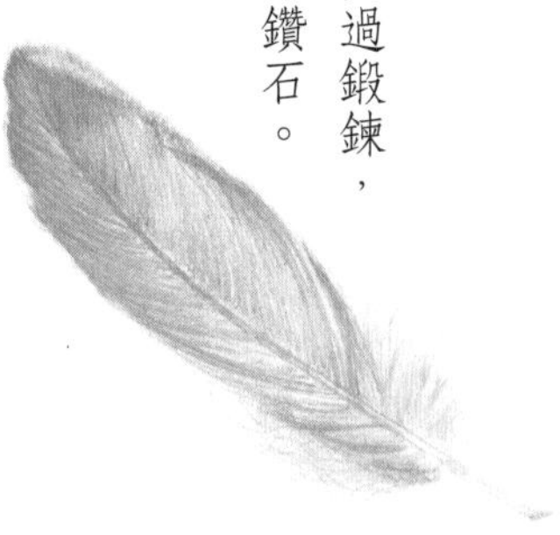

# 逆境是轉機的開始，因為有心的力量在

我一直相信，
人生所有的挫折和逆境，
只要用心的思考，
只要不絕望，
最後都能跨越過去。

發生再大的事情，都可由心的力量來解決，因為它是我們的生命之光，不管在什麼場合，都將是一盞不滅的燈光，它會在我們徬徨無助的時候，帶領我們走向正確的方向。

在我的一生當中，經過數不盡的坎坷生涯，我六歲喪母，當時父親在國外經商，之後又逢第二次世界大戰，就將我寄放在伯父家，在那裡，我受盡伯母的虐待及堂兄姊的欺負，光復回到父親身邊，每天又得看繼母的臉色，好不容易有一個好的歸宿，有個幸福的家庭，卻在二十四年前罹患了胃癌，七年後轉移卵巢，那種沮喪、絕望、恐懼、無助的心情，只有親身經歷的人才能體會。

不過，不論處在何種困苦之中，我沒有放棄過，因為放棄等於認命，等於向逆境投降，如此，將會給自己造就一個萬劫不復的遺憾。

失敗的人大多只會怨天尤人，他們只會說：「我是無能的人」、「我運氣比別人差」、「現實對我太殘酷了」、「我無法忍受。」，他們沒有鬥志，不用心，也忘了挑戰是一個轉機的開始。

成功的人大多樂觀開朗，當他們遇到逆境時，仍然不忘給自己鼓勵說：「我一定能突破這個重圍，最後我一定能衝出去。」，他們會面對目標，全力以赴，而當他們有決心的同時，也意外的發現在過程中，反而可以得到更多人的信賴與協助。

一九九一年三月，我因胃癌而割除了五分之四的胃，作化療，在萬般煎熬中，我悟出了一個脫困之道，我把全身的疼痛，當作是一個飽滿的氣球，氣球雖然只是一個薄膜，但是，如用很大的力氣，也不一定能擊破，倒不如用一根針，輕輕刺一下，它自然就消失了。

由此更使我相信，每個人都有解決逆境的方法及能力，就怕你不肯相信心的力量，不肯去使用。

先苦而後甘，這才是真正快樂的人。

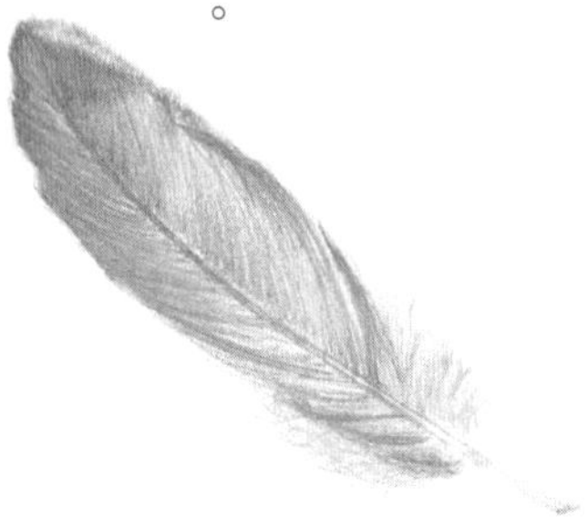

# 有備無患

從小到大，
我們所學到的那些有用，
那些沒用，
恐怕只有在以後的生活中才能體會得到。

腳摔斷，養傷的這十個月，我一直在擔心將來的出路，過去我量力而為，但是以後不行了，而且也老了；過去我從親友、周圍的人得到很多的愛和關懷，該是我用行動來還他們恩情的時候了，想了想，我可以寫些東西與大家分享，好在我平常都有寫日記的習慣，尤其是罹癌的這段時間。從長輩、親友、醫生那裡所聽到的、所悟到的，都是很好的題材。

記得年輕時，總是對自己的未來存著很多幻想，同時也惶恐自己將面對怎麼樣的人生。總想如果能夠預知未來該多好，可惜上蒼只賦予我生命，並沒有賦與我未卜先知的本領。

相信每個人都盼望著上蒼會給自己好運，盼望上蒼會想到你而降福與你，然而問題是，當魚來的時候，你的手上是不是有網？

人在一生當中免不了會抱怨自己懷才不遇，總覺得別人都比自己幸運，而不想去努力向上，直到有一天，忽然機會來臨，這才發現自己無法勝任，也開始後悔為什麼平日不早作準備？其實在小時候，家長和師長都說過了，只是那時大家都認為：「這有什麼用啊！」

一旦活在這世上，一定要活到感覺已盡到義務才能離開。

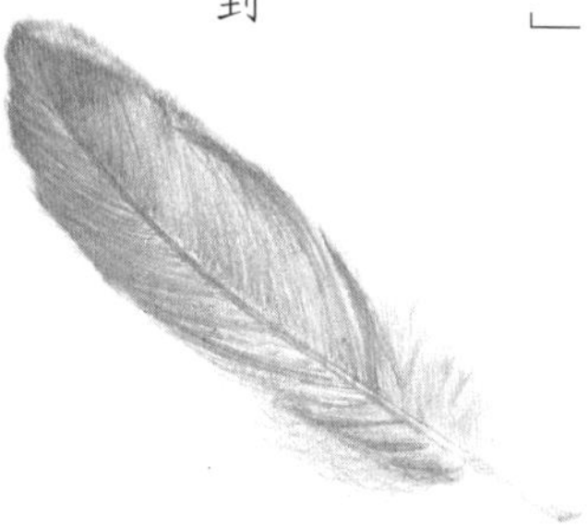

# 早起三天當一工

常聽說：早起的鳥兒有蟲吃，
我不知道這一句話，
是在表示因為早上蟲會出來活動而比較容易吃到，
還是在勸人要勤奮，
要爭取時間。

二十四年前生了一場大病，開刀前三天想寫一份遺書，但是竟然寫不出來，這時才意識到自己將大好時光浪費了，過去對我竟然是一片空白，我開始恐慌，同時也感到生命的短促，於是想，如果有什麼辦法可以延長生命的話，該多好！

在病榻上我想的是，如果我能活下去，每天一定要早起，提前開始工作，這樣生命就等於延長了三分之一。

病後二十四年，使我體會到早晨的可貴，這時環境安靜，頭腦清醒，精神飽滿，意志高昂，可以提高工作效率，真正符合古人說的「早起三天當一工」這句話。

信心是成功的第一祕訣。

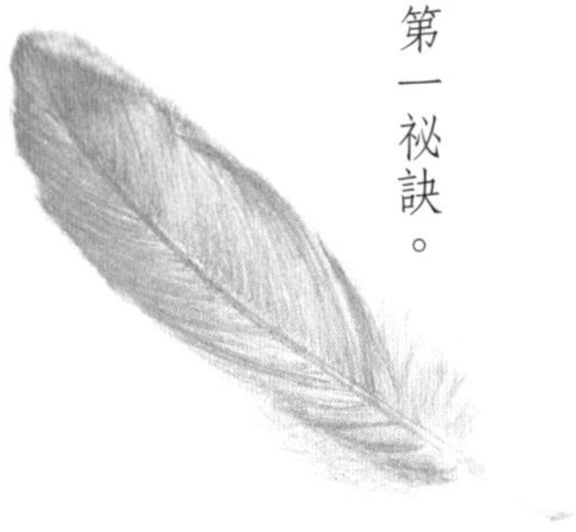

# 錢

記得曾經有人說過，
能夠正當花錢的人，
才是錢的主人，
只知存錢的人是錢的奴才，
愛錢的人愚癡，
而輕視錢的人，
才是真正的智者。

對錢的想法、看法、用法，每個人都有不同的見解，同樣的一張千元大鈔，有人用起來只有一百元的價值，但是，也有人能讓它的價值加倍。

對於這種說法，我有的認同，有的不認同，如果說輕視錢的人就是一個智者，那麼他的帳簿是紅字，口袋總是空空的，最後一定會變得一文不名，如此一來這個人豈不是活得很慘？

有一種人對錢總是存著「永不滿足」的心態，當他手中握著十塊錢時，他就在心裡嘀咕著，這只是一百塊錢的十分之一而已，於是他的心中充滿了不快與不平，但是，也有一種人覺得十分滿足了，因為他已經擁有一塊錢的十倍了。

一般人吃完雞塊的時候，他會想：下次能吃一塊菲力牛排該多好！就像我每次旅遊回來，就又在計畫下次要去更遠、更好玩的地方一樣。人類對錢財的慾望是沒有止境的，有了銀子的時候，又會想，如果這是金塊該多好，因為金塊比銀子值錢。

那麼一百萬多不多？一百萬是七位數，很多人到現在還沒有賺到這個數目，但是如果想買房子又太少了。一百萬該怎麼評估呢？已經到手的顯不出它的多，但是，沒到手的一百萬，卻是個天文數字。

總之，金錢的價值，完全是由當事者的主觀來決定，為了能過得知足又幸福，我決定把手中的錢，十塊錢當一百塊錢用，未到手的錢，當作是下一個努力爭取的目標。

雖然金錢不是人生的全部，但是沒有錢的人生，也不能算是人生。山窮水盡時，如果能不浪費，用心去存錢，最後也能變成小財產。

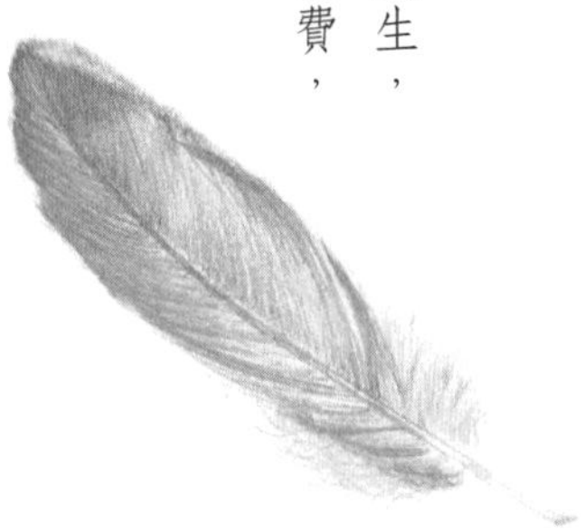

# 不要只追錢，先追工作

有人說：「錢不一定是人生的全部」這句話很灑脫。

錢跟我們人類有著息息相關的淵源，因為要談錢，實在是一門大學問，同時，因為個人的見解不同，所以對錢的價值觀也就不同。

媒體常常報導一些優秀的學生和孝順的子弟，他們大都出自寒微之家，他們照樣過著幸福的家庭生活，而鬧上法庭互控祖產分配不均，則多半是豪門巨富。

不過，也不能因為這樣就瞧不起金錢，因為由賺錢的方法，往往可以看出一個人的本性和才能，也就是說，除了遺產可以憑空獲得之外，錢一定得靠一番打拚才能得到。而能賺大錢的人，除了付出汗水之外，還得加上智慧和才能，信譽和人品，這種人和坐吃遺產的人不一樣，萬一失去自己辛苦賺來的錢時，他還可以靠自己的本領把錢再賺回來。

還有一種人，他天天想要成為一個有錢人，但是，他並不勤於工作，總想著要換一個條件更好的工作，這真是本末倒置的行為。想要賺錢，不能先追錢，應該是先追工作，有了一個好的工作之後，金錢自然就會跟著而來。

詩人歌德說過：「很多事情你都懶得去做，應該去工作時，你卻在作夢，應該感謝時，你卻不出聲，應該出去旅行時，你卻在睡覺。」

這段話就是在說，有錢賺時，你要努力抓住，只要你肯努力，你所得到的不只是金錢，甚至還能解決其他問題。

好好利用小小的資金，最後也能變成大富翁。

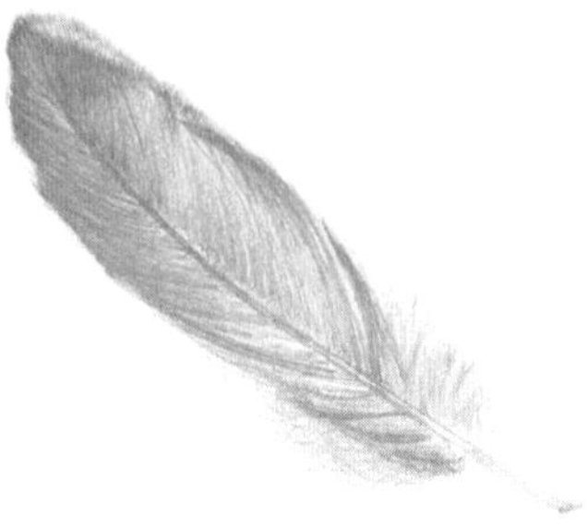

# 男與女

如果男與女的愛變成戰場，
那麼想被愛不如去愛人。

夫妻是由一男一女配對而成的，一個男人與一個女人，各有不同的看法和想法，可是卻能相依相愛的生活在一起，這就是夫妻，真是不可思議。

一個人多自由、多愜意、多輕鬆，雖然嘴裡不服輸的這麼說，但是，一旦剩下一個人時，還是希望聽到那個熟悉的聲音。

讓我們只記得光輝燦爛的往事，忘記所有的不幸與悲傷，因為，時光是最好的醫生，讓時光沖淡一切吧。

# 信任

「如果彼此因為疑惑而失去信任的話，
那麼，將會使得情緒低落惡化，
更會激起不必要的紛爭，
如果我們不立即去除這個惡之源的話，
便無法獲得身心的健全及安定，
只會更增加你、我、他之間的不幸。」

在日新又新的時代裡，在這生存競爭如此激烈的時代裡，不論是政治圈、商業圈，或是我們的生活圈，到處存在著不信任感，我常想，是不是因為我們太任性，又不尊重他人，或在言語、行動上的失誤，才會造成彼此間的不信任？更糟的是，這種不信任隨著時日而擴大，到最後會形成一個可怕的惡性循環。

如果你是一個信得過自己，而且又是一個負責任的人，自然也能信任別人，只要我們能深刻的了解這個原則，就能快樂而誠懇的完成各自的責任，當每個人都把自己的責任完成之後，對自己有了自信，也會對別人產生信任，當我們有了這種尊貴的彼此信任，我們就可以憑著它實踐各自的理想，因此，信任也是人類的成功之道。

友情是人世間重要的基本原動力，為了和平、社會安定，它是一股滋養和刺激，友情的累積是平和社會的來源。

# 錢財，勇氣

在婦科病房，我曾看過一個病人，
躺在病床上還在看股票機，也在做買賣，
我問他：妳這樣不累嗎？
如果是賺了還好，賠了，妳不會心情不好嗎？
「不會」，她說：「看盤是我的樂趣，賺與賠對我沒影響，只要我活著，就算賠了，有一天我還會賺回來。」
滿有哲理的一句話。

我們中國有一句諺語：「留得青山在，不怕沒柴燒。」
在義大利也有一句諺語：「戒指丟了沒關係，只要手指還在。」意思是不要心痛戒指丟了，只要手指頭沒丟，一樣有機會再去賺回來。

「失去錢財是小事，失去名譽才是大事，失去勇氣將萬劫不復。」

的確，如果連勇氣都失去了，那將是一切的損失，這句話是故英國首相邱吉爾說的。

一般人對這種說法可能持著不同的看法，大家會認為錢和名譽比較重要，因為錢和名譽對我們的現實生活有著最直接的關係，但是，對一個身經百戰的大政治家，又是諾貝爾獎得主的邱吉爾來說，金錢對他而言，當然另有不同的看法。

戰士在戰場上，如果臨陣脫逃，最重可判死刑，在官場上或商場上有身分地位的人，如果出了狀況而不敢去面對，最後將失去他的名譽。

我們雖然不是戰士，不需用刀、槍，但是，生存在這生活競爭激烈的現代裡，為求生存，經常會遇到困難或挫折，這時，向困難和挫折挑戰的不一定是金錢，而是勇氣。

# 盡人事，聽天命

人生的路上有很多不同的階段，
有無憂無慮的求學時代，
有努力打拚過的奮鬥時代，
有挫折連連的失意時代，
現在遇上的是罹癌率高的恐怖時代，
但是我認為這是人生的轉折點，
我將更珍惜自己的生命，
盡點人事，
相信上帝會看到我想認真活下去的態度。

年輕時曾閱讀過《老人與海》這本書，那是描寫一位經驗豐富的漁人，在海上架著釣竿，拋下釣餌，在海上漂流了幾十個晝夜，最後終於捕得一條大魚，打破了所有漁人的紀錄。

那時候的讀後感想是：老人的運氣真好，如果每位漁人都能這麼幸運該多好。

但是最近再次看完這部電影，也許是因為年齡及人生經驗的關係，才想到去分析其中的意義，原來這位漁人拋出釣線以後，水面以下是屬於命運，因為水下面有魚沒魚沒人知道，而水面以上是屬於意志，因為漁人拋出釣竿之後，就要坐在船上守候，這是場耐力的比賽。

主張宿命論的人會說：「一切隨緣。」而相信一份努力一份收獲的人會說：「只要有海，一定能釣到魚。」其實這兩種說法都有點主觀，惟有兩者折衷，才能達到：「盡人事，聽天命」的中庸之道。

# 守己

當我們的心情平靜時，
可能會對自己的慾望產生另一種看法，
不會再像以前那麼過份重視了，
因為慾望也只不過是生活中的另一個思維而已，
我們真正該重視的，
是那看不見的靈性才對。

隨著交通工具的發達，生活的富裕，再加上世俗的虛榮心在作祟，出國旅遊的人也越來越多，當然我也不甘落後，只要有機會，便丟下需要服侍的丈夫，跟著朋友出去環遊世界。

這世界真夠大的，根本沒辦法把腳伸到世界的每一個角落，只能走馬看花的走一趟。

每一次玩累了，回到家面對著每天外食的丈夫，我就會懊惱的告訴自己，不要再花大把鈔票及時間去閒逛了，其實這個世界都是一樣的，一樣是工作、玩樂、睡覺，一樣是吃五穀雜糧，有已婚的、有未婚的、有勤奮的、有懶散的、有富有的、有貧窮的、有美麗的、有醜陋的、有憨厚老實、有奸詐狠毒等。

儘管各地風俗不同、習慣不同，但人們對共同慾望的追求，其實是大同小異的。

世上的確存在著使命，而上天賦與你的使命只有你能完成，你盡可懷疑任何事，只有這件事不能懷疑。

# 知足常樂

「如果一輩子都過著幸福美滿的日子，
那就不叫人生，
因為有痛苦、有煩惱才是真正的人生，
在苦難中、在煩惱中，
仍然能過得安然的話，
才能顯示出一個人的不凡和偉大。」

有人雖然貧苦，但是只要容易滿足，他仍是一個富有的人，有人雖然家財萬貫，但是每天都在患得患失中，總有一天他會像冬天的樹枝般枯萎而死。

人為了生活和理想，每天都得面對現實的挑戰，這是人生必走的途徑，可是，有些人忘了「知足常樂」的道理，為了想獲得更多的財富而不顧一切去拚命，最後縱使讓他如願以償，但仍不見得就能滿足，他一定想盡辦法去賺更多的錢，希望像雪球般越滾越大。

事實上，人世間的財富就像海水一樣，越喝越渴，喝多了不但不能止渴，反而會傷到身體，真正能解渴的東西，乃是淡淡的白開水。

如果你總是用「捨」、「得」來計算人生，你會活得很辛苦，因為人生長遠，應以順其自然的心態來看待。

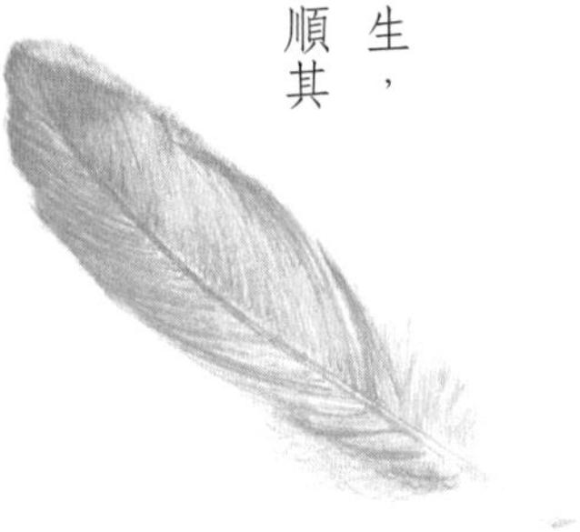

# 後語

罹患癌的這二十三年，如果用磅秤來衡量，是比前五十九年更有份量的，也就是說在這段時間我作的事比沒生病之前的要多，要有意義，也因此累積了很多經驗，也得到很多挑戰的機會。

在這裡特別要提的是因罹癌而見到更多的人，讓養病生活變得很豐富。

我常想人為什麼是這麼偉大，因此我開始去親近人，去擁抱每一人。

所有過去辛苦的歲月都隨著日子的逝去而消失，這些都是生病前沒預想過的。現在有的只是感動和喜悅。

如果我的人生是一帆風順，心裡面的感觸一定沒這麼多，就算有機會遇到，也會當它是世俗的競爭意識，或是彼此之間的防衛意識，而去忽視這些正面的事，經過這個試煉，我學會去愛惜人、原諒人，也敢面對面的去解決問題。不用對過去的事懊悔，只要緊緊抓住剩餘的日子就可以了，雖然已八十多歲，但我不會感嘆，心中只有感激。

當我探過兩次鬼門關之後，不管遇到什麼事，我都當它是撿回的生命，就算有事要我犧牲，或是不合理的約束，我都告訴自己，只要活得高興就好，就算是種一粒種子，或是去檢一穗稻子，只要是我能做的我都會去，這就是我的求生力量，有能力去做自己想做的，那就是最可貴的，也是我活下去的動力。

我非常羨慕能大聲這樣說的人：「我已全心全意的活下來了，所以我走的路就是我一生的事業。」

「有多少利益嗎？別人會怎麼想？」這也許是一個問題，但是我現在已不在意，我只要用自己的尺來衡量自己，要用與眾不同的方式來過我的餘生，若仍活在利益的比較中，必會產生挫折與無用的競爭，我想只要我能繼續走下去，一定可見到它的效果。活著，不一定要去配合別人的腳步。

不停頓、不焦急、不迷惑，只要勇敢向前，從這裡，必定可打開一條新路，在這裡必定可以得到喜悅的人生。

幸福不在我們能看得見的地方，
真正的幸福用眼睛是看不到的。

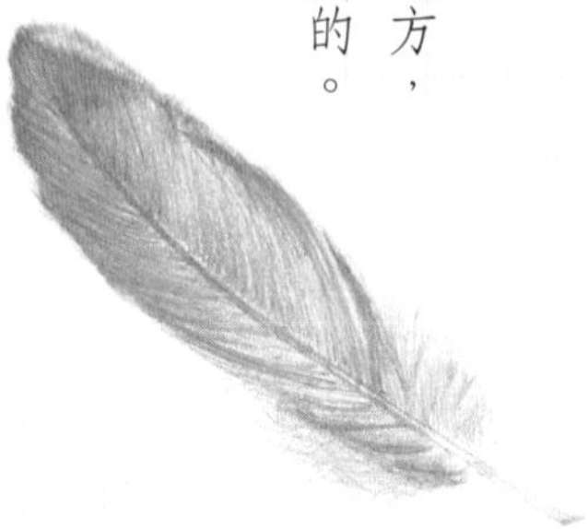

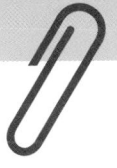

# 冥想療法

蘇蔡彩秋

冥想能養成習慣，需要六至八週，你可以照自己的希望改變冥想的內容，一天要作幾次，都可隨時調整。

一開始要先集中在心的安靜及呼吸，從頭到腳順次放輕鬆，如果你想從腳往上也可以。

首先找一個安靜的地方，先交代家人因要做冥想請他們不要妨礙到你，躺也可以，但還是坐著比較好，這樣比較不會睡著，靜靜地坐著，兩腳幅度與肩同 ，把屋裡的溫度調到適合自己即可。

再來是要有願意真正接觸的耐心，如果你是初次學習冥想，可能會覺得有些困難，那麼現在請你用心在冥想中，並且去認識它的價值，請抱著好奇心不斷地體會冥想的效果，千萬不要還沒進入狀況就自認為冥想是沒效果。先觀察一下它會帶給你什麼樣的影響，冥想是帶給你健康的道具，它可以讓你的信念或感情發生變化，是一種讓你回復健康的手段。

冥想開始，請先沉澱一下心情，慢慢地深呼吸，然後吐氣，並告訴自己放輕鬆、放輕鬆，將思惟集中在呼吸中。然後吐氣，放輕鬆，反覆地作幾次這樣的動作。當一切就序之後，請閉上眼睛，深深的輕鬆呼吸之後，一開始頭和臉會有緊張感，但當你吐氣的時候，頭和臉的緊張就會慢慢解除，呼吸、吐氣，在心裡告訴自己要放輕鬆，最後連下巴的緊張都可以解除掉。

慢慢地，深深地呼吸之後，身上的緊張會順著解除掉，頸部和肩部輕鬆了，再由手腕到手都會感覺輕鬆，輕鬆的幅度會慢慢擴大。

再來背部的緊張會解除，胸部、腹部、腰部的緊張也沒了，就這樣，你的心臟、肺、胃，所有的內臟的緊張都解除了。請再深深地呼吸，慢慢的輕鬆下來了。最後連屁股的緊張也解除了，連大腿、腳的緊張也沒了。

可以讓全身更鬆一下，然後想像一下，自己是在安全、好心情地被守護著，也可以想想以前你去過的最快樂、最好玩的地方。

接著將身體和心聯想在一起，想想自己的身體是強壯且聰明，白血球是強的，數據也很好，它可以充分的保護你，再深呼吸一下，然後慢慢吐氣，放輕鬆，告訴自己，癌細胞本來就是不完全且懦弱，我們可以很輕易地將它們從體內趕出去，自我想像我的治療正在提升它的療效，治療一定會幫我回復健康，癌細胞經過治療已開始衰弱，白血球開始變強而且數量也在增加，想像一下治療對你是很適合的。

接著想像你也很認真地在配合醫生的治療，醫生和你一起選擇的治療法跟身體正互相協助你，而走向回復的途中。

癌症只是來警告你要好好改變你過去的生活方式，以及改變你的人生觀。

再想想當你回復健康的時候你要做什麼？ 體內的白血球會增加而將癌細胞往外推，癌細胞變小了，變沒了，你也可以想像，自己就坐在海邊，白色的浪衝過來，我聽見衝浪聲，它把我的癌細胞帶出去了。

好，再一次將你的注意力拉回到呼吸上，再一次意識你的所在地。接著在安靜跟輕鬆中，將眼睛張開。

# 社團法人高雄市抗癌服務協會 簡介

## 服務宗旨與目標

癌症防治是一件大工程，一旦罹患癌症，個人、甚至整個家庭都將面對漫長的抗癌之路，因為照顧病人與被人照顧都是一件辛苦事。有鑒於此，一群曾受癌症之苦目前已康復良好者，竭誠以本身抗癌成功經驗，提供後來患者與家屬深耕正確的抗癌觀念與處置，期能協助他們早日脫離病魔，重拾生命的希望和力量。

◎**短期目標：心靈重建**。協助病友增強抗癌復健的信心與技巧，鼓勵病友積極參加活動、聯誼，並與會員交換心得，有助抗癌人減輕罹癌壓力。總之，做好「心理建設」是一切抗癌、防癌工作的第一道突破關口。

◎**中期目標：生命重建**。抗癌有如一個人在蒼茫大海中與暴風雨做生命搏鬥，是一段長期的身心靈全方位艱苦作戰。唯有成為真正的抗癌鬥士，才能挽救他(她)的家庭，進而提升工作鬥志，恢復正常快樂的生活。

◎**長期目標：自渡渡人**。當病友抗癌成功之後，見證自己一樣可以服務社會，一樣可以貢獻人群時，秉承自助助人的胸懷，讓「抗癌鬥士」的精神傳承更多的邊緣癌症病友，共同為癌症防治事業盡一份心力。

地　址：高雄市新興區復興一路 28 號 6F 之 4
電　話：(07)226-1983　傳真：(07)226-1994
E-Mail：nocancer@ms39.hinet.net
臉書：http://www.facebook.com/nocancer1995
本會部落格：http://blog.xuite.net/nocancer2261983/twblog
**入會費：貳佰元　年費：壹仟元整**
**FB：ACSA 高雄市抗癌服務協會**
**戶　名：高雄市抗癌服務協會**
**入會／捐款郵政劃撥帳號：41846800（捐款可扣抵所得稅）**

國家圖書館出版品預行編目資料

我的24年抗癌生涯：我被鼓勵，我省思 / 蘇蔡彩秋著.
-- 初版 . -- 臺中市 : 晨星 , 2015.04
面；　公分 . --（勁草叢書 ; 391）

ISBN 978-986-177-989-8（平裝）

1. 癌症 2. 通俗作品

417.8　　104003068

勁草叢書 391

# 我的 24 年抗癌生涯：
## 我被鼓勵，我省思

**作者** 蘇蔡彩秋
**主編** 莊雅琦
**編輯** 吳怡蓁
**網路編輯** 張德芳
**美術排版** 曾麗香
**封面設計** 王志峯
**校對者** 康高瑜

**創辦人** 陳銘民
**發行所** 晨星出版有限公司
臺中市 407 工業區 30 路 1 號
TEL:（04）23595820　FAX:（04）23550581
E-mail:health119@morningstar.com.tw
http://www.morningstar.com.tw
行政院新聞局局版台業字第 2500 號
**法律顧問** 陳 思 成 律師
**初版** 西元 2015 年 4 月 22 日
西元 2015 年 9 月 24 日（三刷）
**郵政劃撥** 22326758（晨星出版有限公司）
**讀者服務專線** 04-23595819#230
**印刷** 上好印刷股份有限公司

**定價** 250 元
ISBN 978-986-177-989-8

published by Morning Star Publishing Inc.
Printed in Taiwan

# ◆讀者回函卡◆

**以下資料或許太過繁瑣，但卻是我們瞭解您的唯一途徑**
**誠摯期待能與您在下一本書中相逢，讓我們一起從閱讀中尋找樂趣吧！**

姓名：__________ 性別：□ 男 □ 女 生日： ／ ／

教育程度：□ 小學 □ 國中 □ 高中職 □ 專科 □ 大學 □ 碩士 □ 博士

職業：□ 學生 □ 軍公教 □ 上班族 □ 家管 □ 從商 □ 其他__________

月收入：□ 3萬以下 □ 4萬左右 □ 5萬左右 □ 6萬以上

E-mail：__________ 聯絡電話：__________

聯絡地址：□□□__________

**購買書名： 我的24年抗癌生涯：我被鼓勵，我省思**

**・請問您是從何處得知此書？**

□書店 □報章雜誌 □電台 □晨星網路書店 □晨星健康養生網 □其他__________

**・促使您購買此書的原因？**

□封面設計 □欣賞主題 □價格合理 □親友推薦 □內容有趣 □其他__________

**・看完此書後，您的感想是？**

__________

**・您有興趣了解的問題？(可複選)**

□ 中醫傳統療法 □ 中醫脈絡調養 □ 養生飲食 □ 養生運動 □ 高血壓 □ 心臟病
□ 高血脂 □ 腸道與大腸癌 □ 胃與胃癌 □ 糖尿病 □內分泌 □ 婦科 □ 懷孕生產
□ 乳癌／子宮癌 □ 肝膽 □ 腎臟 □ 泌尿系統 □攝護腺癌 □ 口腔 □ 眼耳鼻喉
□ 皮膚保健 □ 美容保養 □ 睡眠問題 □ 肺部疾病 □ 氣喘／咳嗽 □ 肺癌
□ 小兒科 □ 腦部疾病 □ 精神疾病 □ 外科 □ 免疫 □ 神經科 □ 生活知識
□ 其他__________

**□ 同意成為晨星健康養生網會員**

以上問題想必耗去您不少心力，為免這份心血白費，請將此回函郵寄回本社或傳真至（04）2359-7123，您的意見是我們改進的動力！

晨星出版有限公司 編輯群，感謝您！

享健康 免費加入會員・即享會員專屬服務：
【駐站醫師服務】免費線上諮詢Q&A！
【會員專屬好康】超值商品滿足您的需求！
【每周好書推薦】獨享「特價」+「贈書」雙重優惠！
【VIP個別服務】定期寄送最新醫學資訊！
【好康獎不完】每日上網獎紅利、生日禮、免費參加各項活動！

請填妥後對折裝訂，直接投郵即可，免貼郵票。

| |
|---|
| 廣告回函 |
| 臺灣中區郵政管理局 |
| 登記證第267號 |
| 免貼郵票 |

407
臺中市工業區30路1號

# 晨星出版有限公司

請沿虛線摺下裝訂，謝謝！

## 填回函 · 送好書

填妥回函後附上 50 元郵票寄回即可索取

**《大自然心靈旅程》**

這趟自然之旅，麥可探索著自然界中的能源、
個人能量的基礎及現實世界的邊界。
透過這一場自然靈魂的探索與體驗，
我們將明瞭：人類世界與礦物、植物及動物的王國，皆是一體的大自然。

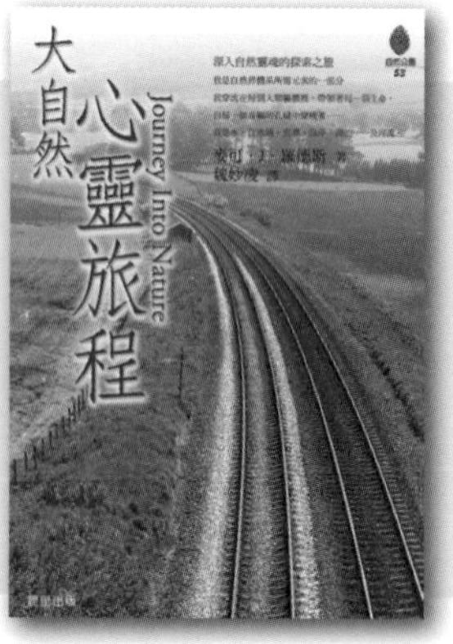